The secret of creating a class

健康教室
づくりの
極 意

健康教室にひっぱりだこの
保健師・栄養士がごっそり語る

[編 著]

水越 真代／清水 美代子

[著]

岡田 賀子／佐藤 知子／土本 千景

藤島 詩野／前田 洋子／宮井 好美

湯浅 記久子

三恵社

推薦のことば ─────────────────────────

　健康事業の基盤はコミュニケーションにあり。

　健康な人生を過ごすため、これまで医学は「病気」に焦点を当て、その撲滅を目指し、治療・予防に取り組んできました。病気課題の解決に必要な住民への知識・技術の提供に全力を注ぎ、多大な成果を上げてきました。

　時代の変化につれ、健康問題の解決に加え、well-being 人生の構築が社会から求められ、そのために必要なコミュニケーション力の習得が私たち保健医療従事者に必要不可欠なものです。

　住民に健康を『教育する』のみでなく、住民と保健医療従事者が共に学び合う『健康学習』が求められる時代が到来しました。本書は個人、集団を対象に健康学習を遂行する手順がわかりやすく記されています。

　これからの保健医療専門職は、医学的情報を伝えるのみでなく、対象者の多様性を受け止め、well-being 人生に向けたコミュニケーション力が必要です。本書を通して病気と元気の調和をゴールにした具体的コミュニケーション力の習得を期待しています。

日本ヘルスサイエンスセンター

代表取締役　石川　雄一（医師）

　ヘルシーBox のみなさんとお会いしたのは 10 年以上前に遡る。勉強会に何度かお招きいただき、「企画」「評価」「ファシリテーション」などについて一緒に学ばせていただいた。そのときの学びは、本書の随所に散りばめられており、一読しただけで、私にとってとてもいとおしく愛すべき書物になっている。

　執筆を担当されたみなさんの人間的な暖かさや健康教育への熱い思いが感じられる一冊である。本書の特徴は、保健師、栄養士を中心とした保健医療従事者のみなさんが、それぞれの現場で活かせる実践的な学びを16年間もの長きに渡って継続され、その蓄積から生まれた「健康教育の実践書」であるという点にある。

内容は、ただ単に健康教育の運営面だけでなく、企画→実践→評価のマネジメントサイクルに沿って事例と理論を組み合わせる形で書き下ろされている。そのため、質の高い健康教育の実践を目指す人たちにとって「自分の健康教育のどこを、どう改善すればよいか」というポイントが具体的につかめる、まさに「かゆいところに手が届く」仕上がりになっている。各章ごとに読者自身が自分をふりかえるためのワークが準備されているので、本書を手にとって、参加型で楽しみながら学んでほしい。

人間科学研究所所長/NPO 法人ひろしま自然学校代表理事

志賀　誠治

もくじ

Ⅳ　評価・改善
清水美代子

評価とは

改善（発展会）

Ⅴ　ヘルシーBox の活動
湯浅記久子　前田洋子　土本千景

シナリオ事例集

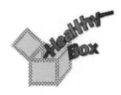

はじめに

あなたが、健康教育をはじめようとするとき、どんなことを考えますか？

何を話すか？ 話をする相手はどんな人だろう？ ちゃんと聞いてもらえるのかな？うまく話せるかな？ どんな資料を作ろうかな？ さまざまなことが思い浮かぶと思います。しかしちょっと待ってください。健康教育を、効果的に行うには、企画・計画し、実践・評価する手順があります。

この本で、その手順を一緒に考えていきましょう。

まずは、いっしょに学びを深める仲間の紹介です。

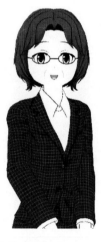

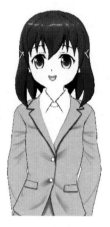

渡井伸也さん（わたいしんや）
管理栄養士として4年目。26歳。調子の良さが売り。一通り仕事をこなし、いろいろなことがわかってきたと思っているが、さらなるステップアップをしたいと考えています。

前野華寿子さん（まえのかずこ）
保健師歴30年
健康教育は、前野さんの話を聞くとやる気になると参加者から大好評。若手の成長を支え、一緒に成長していきたいと、頼りになる上司です。

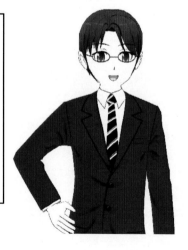

新田のぞみさん（にった）
保健師1年目の22歳。これからいろいろな健康教育をやっていくことになるけれど、学校での経験だけでは、ちょっと不安。
やる気は誰にも負けないと意気込んでいます。

I 健康教育を実施するまでの流れ

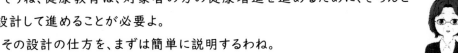
前野さん、今度、糖尿病教室を企画することになったのですが、どこから手をつけたらいいのでしょうか。

そうね、健康教育は、対象者の方の健康増進を進めるために、きちんと設計して進めることが必要よ。
その設計の仕方を、まずは簡単に説明するわね。

（1）健康教育を設計する

健康教育を実施するためには、その教育は、「成果があったのか」「次回行うにはどのように改善していったらよいのか」がわかるように、PDCA サイクルに基づき進めます。

この本では、「企画」「計画」「実施」「評価・改善」について学びます。

表 1 健康教育設計の流れと本書の概要

	項 目	内 容	本書使用シート名
1	課題を抽出	その地域や職場の健康課題は何かを把握し、解決すべき健康課題を明確にする。	
2	企画 （Ⅱ章）	解決すべき健康課題から、今回取り扱う健康課題を抽出し、取り扱う健康課題を解決するための方法は何かを検討する。 目的は何か、誰に対して、どんな教室をなぜ行うのかを、社会の条件やニーズから落とし込み、事業の概要を明確化する。	・事業企画シート ・教室構成シート
3	計画 （Ⅱ章）	実際に参加してもらう対象者を明確化し、ニーズは何か、いつ、どこで、誰に、何を、どのような方法で、スタッフ、予算、内容など実施するための具体的な方法を明確にする。	・プログラムザインシート ・シナリオシート
4	PR・周知	参加者を増やすために周知する。	
5	実施 （Ⅲ章）	準備・教室を運営、ファシリテーションスキル、スタッフ連携を高め、効果的な教室を実施する。	
6	評価・改善 （Ⅳ章）	実施した事業や教室の成果は、どうだったか、事業のPDCAを効果的に進める評価の仕方を確認する。	・Good・もっと・チャレンジシート ・事業評価シート

1）健康課題を抽出する

　健康事業を推進するためには、対象とする地域や集団の現状を分析し、どのような健康問題があるかを把握することから、始まります。把握された健康問題に対し、優先順位をつけ、どのような健康課題に対し、どこから、どのように取り組んでいくのかを考えます。健康教室は、健康課題を解決する一つの手段です。

　例えば、ある集団の中で、糖尿病の医療費が高い、睡眠の問題を抱えている人が多いなど複数の健康問題があるとします。その中から、何に取り組んでいくかは、その集団の目的や年代、取り組みやすさ、解決の可能性などから決めます。例えば、「糖尿病の医療費が高い」という健康問題に取り組むとした場合、健康課題は、「糖尿病をもっていても重症化せず、元気に過ごす人を増やす」となります。では、そのような健康課題に対して、どのような働きかけができるでしょうか？例えば、糖尿病でも元気に過ごしている人を広報誌に掲載する、糖尿病のコントロールの良くない人に働きかける等様々な方法があります。そのうちの一つが健康教室になります。

　この本では、健康課題を解決する事業全体の企画や計画については取り上げていませんが、健康教室は、課題を解決するための一つの手段ということを認識しておきましょう。

2）健康教室を開催するために

　取り組むべき健康課題が決まり、健康教室を開催することになったら、健康教室の設計が始まります。健康教室を設計するには、

　　① 企画・計画をする（Ⅱ章）
　　② 実践する（Ⅲ章）
　　③ 評価する（Ⅳ章）
　　④ 改善する（Ⅳ章）

という段階があります　Plan（計画）・Do（実行）・Check（評価）・Action（改善）　を繰り返すことによって、継続的に改善していくことが必要です。

この本は、健康教育をこれから取り組もうと思っている方、自分の健康教育を改善していきたいと思っておられる方に役立てていただけたら嬉しいです。

【ワーク】これまで実践していた健康教室の運営の中で、あなたの課題はどのようなものですか。

I　基本的発想

健康教育設計時の支援者の基本的姿勢と発想

　この章では、健康教育の歴史を振り返りながら、「人が学び、行動を変えていく」ということは、どのように考えられているのか？効果的な健康教育を行うためには、保健医療従事者がどのように考えていることが必要なのか？という支援者の基本的姿勢と発想を考えます。

【この章のポイント】
① 健康教育を設計するときの視点を考えます。
② 健康教育の発想～知識伝達から学習支援型への変遷と考え方を学びます。
③ 知識伝達指導型と学習支援型の比較から、支援者の姿勢と発想を整理します。

Ⅰ　健康教育を設計するときの視点

前野さん、なぜそんなに住民さんの心をつかむお話ができるのですか？

どうしたの？そんな青ざめた顔して…
もしかして、今度の糖尿病教室のの健康教育が心配なの？

そうなんです。自信がなくて…
参加者の方の楽しそうな顔が浮かんでこないんです。

のぞみさんは、参加者の方が楽しそうに参加している教室がしたいのね。
「こんな教室にしたい」と考えることはとても大事なことよ。

私もはじめから今のような健康教育ができたわけではないわ。
たくさんの失敗を重ねて改良してきたのよ。

（1）大失敗した健康教育
1）住民さんに途中で止められた健康教育
　　昔の話になるけれど、保健師1年目の秋、地域の婦人会で健康教育をしてほしいと依頼され出かけたの。まだ、パソコンもワープロもない時代で、前日に色々なパンフレットを参考にしながら、手書きで文字やイラストを書いて資料を作ってね。講話に自信が無いので、図書館で「家族で楽しい食事」という20分位の映像を持って、張りきって出かけたわ。

参加者は20人くらい、40代から60代ぐらいの主婦の方だったわね。一生懸命、話をしたのだけど…半分ぐらい話したところで、「保健師さん、そろそろ映画にしようか…」と副代表の人に声をかけられたのよ。突然だったから驚いたのだけど、参加者の人たちが退屈しているのを薄々感じていたので、正直言うと「ほっ」とした気持ちもあったわ。そして、そそくさと、16㍉の映写機を上映して帰ってきたわ。その時、「私の健康教育、何とかしなきゃ」と…思った気持ちは今でも思い出すわね。今考えると、自分が話すことに一生懸命で、相手がどんなことを知りたいと思っているのか、どんな課題があるのかという、相手のニーズや気持ちは全く考えていなくて、正しいことを伝えればいいんだという気持ちで健康教育をしていたと思うわ。

2）上司に苦情電話が入った健康教育

　生活習慣病が成人病といわれていた頃の話。健康診断後の教室として、高血圧教室や高脂血症教室を開催していたの。正しい知識を伝えても、なかなか生活習慣が改善することがなく、参加される住民の顔触れは毎年同じような人たち。300人の対象者に通知を出して、参加者10人くらいだったかな…。色々な研修に参加して、行動を変えてもらうには、目標設定をしてもらうことが必要と学んできた私は、参加者の方々に「これから何をしていきますか？」と教室の最後に、一人ひとり発言してもらったの。突然そんなことを発言させられた参加者は、その時には大人の対応でみなさん一言ずつ発言してくださったんだけど…。後日、課長のところに苦情電話が…。課長から「あなた何をしたの？」と聞かれてしまいました。

　今考えると、参加者が行動を変えようという気持ちが高まる前に、無理やり行動目標を言わされ、苦情を入れたのだと思うわ。やる気のない子どもに、毎日のお手伝いを無理やりさせようとしているのと同じですものね。人が行動を変えるためには、健康になるための正しい知識を伝えるだけではなく、もっと他の要素がたくさんあるということが、わからなかったのが失敗の原因だったと思うわ。

　さすがにその失敗は、まねできません…。今の前野さんからは想像できないですね。

（2）どのような健康教育にしたいのかを明確にする

　前野さんみたいな健康教育ができるようになるにはどうしたらいいですか。

　そうね。それをこれから一緒に学んでいきましょう。
　その前に、のぞみさんはどんな健康教育をしたいと思っている？
　個別指導ではなく健康教育をするのはなぜかしら？そのあたりを自分なりに整理しておくことが必要よ。

　そうですね…。参加者が楽しんで参加してくださって、終わった後やる気が高まってくれたらいいな…。

健康教育を設計するときに、あなた自身の健康教育のゴールをイメージします。ゴールが明確になっていないと、教室の組み立てが決まりません。参加者が、教室が終わり、帰る時にどんな一言を言ってくれるとよいかを、考えておくとよいでしょう。

　「あ〜楽しかった。」「なるほど、自分の健康ってこんな風に考えるのか！」「自分の体を、大事にしよう！」など最後に言ってもらいたい一言を明確にしておきましょう。

【ワーク】あなたの健康教室終了後、「どのような一言」を言ってもらいたいですか。

2　健康教育の発想　知識伝達指導型から学習支援型へ

（1）これまでの健康教育の変遷〜知識伝達指導型から学習支援型へ

健康教育のスキルを学ぶ前に、これまでの健康教育はどのような流れで発展してきたか、見てみましょう。歴史を見てみると、時代の社会的背景や健康問題によって変化しているのよ。下にまとめてみたわ。

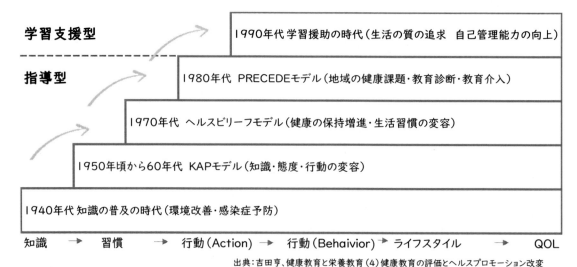

出典：吉田亨、健康教育と栄養教育（4）健康教育の評価とヘルスプロモーション改変

図1　健康教育モデルの変遷

知識伝達指導型とは、「保健医療従事者が教える」、学習支援型とは、「共に学ぶ」という感じですか？

そうね。いいところに目を付けたわね。整理してみましょう。

　知識伝達指導型の健康教育時代は、疾病の予防・早期発見・早期治療など、人々がそれらの対応策を身につけることを目標に展開されていました。健康教育の方法は、専門職が知識や技術を教える「知識伝達指導型」でした。効率的に伝えることはできるので、感染症などすぐに行動を変えやすいものには効果がありましたが、生活習慣病など頭では理解できるけれど、行動を変えるには効果が上がりにくいという課題がでてきました。

　1987年、石川雄一が「健康教育から健康学習へ」という言葉をはじめて使い「学習支援型の健康教育」というパラダイムシフトが起こりました。その特徴として、①保健医療従事者は住民と同じ高さに位置し、住民の思考過程において住民を理解し、学習への援助を行う。②コミュニケーションの主体は住民であること③教育技術は listening と asking にあり、住民の本音をいかに引き出すかが大きな意味を持っている。④住民同士の関係を重視し、住民自身の経験から学ぶこと、相互に支えあうことが不可欠とまとめています。[1]

　学習支援型の健康教育を通して、健康状態や疾病の有無にかかわらず、生きる力に着目し、エンパワメント（自己効力感）や自尊心を高める取り組みが重視されるようになっていきました。

私がちょうど就職したころで、その考え方を石川雄一先生の研修会で聞いたときには、大きな衝撃を受けたのを今でも覚えているわ。そして、これからはこれをやっていけばいいのよと健康教育の道が開けたような気がしたわ。
今の言葉でいえば、エンパワメント（自己効力感 P94）が高まったといえるわね。

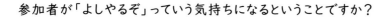

参加者が「よしやるぞ」っていう気持ちになるということですか？

そうね、「よしやるぞ」「これでいいんだ」「もっと健康になろう」など色々な表現ができるけれど、一言でいえば、「元気になった」と表現する人もいるわ。
のぞみさんが「笑顔になる」と表現したのもエンパワメントを高めるということね。

【ワーク】あなたが「よしやるぞ」という気持ちが高まった瞬間を書いてみましょう。

（2）健康教育の定義

「健康教育とは」と聞かれたらなんて答える？ 言葉の定義を見てみましょう。

表 1　健康教育の定義

	定　義
WHO の定義	健康教育とは意識して企画した学習機会を意味し、個人やコミュニティの健康を導くような知識の向上や生活技術の開発といった、ヘルスリテラシーの改善を目的とした、コミュニケーションを含むもの。2)
健康教育学会の定義	「健康教育とは、一人一人の人間が、自分自身や周りの人々の健康を管理し向上していけるように、その知識や価値観、スキルなどの資質や能力に対して、計画的に影響を及ぼす営み。3)
宮坂忠夫の定義	「健康教育とは、個人、家族、集団または地域が直面している健康問題を解決するにあたって、自ら必要な知識を獲得して、必要な意志決定ができるように、そして直面している問題に自ら積極的に取り組む実行力を身につけることができるように援助することである。4)

　　健康教育には様々な定義がありますが、個人や集団の健康課題を計画的に解決できるようにすることと考えることができます。

（3）学習支援型の潮流「健康学習」

健康教育とは、正しい知識をお伝えして、医学的に正しい行動をとってもらうことですか？ 子育てだって同じ赤ちゃんはいないし、健康づくりも一人ひとり、したいことや生活が違うのでそんなにうまくいかないような…。

いいところに気がついたわね。保健医療従事者は、ついそこを間違えてしまうわ。医学的に正しい行動をしてもらうことを、押しつけてしまうことがあるわね。学習支援型の教育方法を「健康学習」という言葉を初めて使い、実践した石川雄一先生は、健康学習の目的は、「元気を増やし、病気を減らし、豊かな人生をめざす」と定義しているのよ。

1）「健康学習」の考え方

　　石川は、健康とは、「元気と病気の調和」であり、「単に病気がないことを目指すのではなく、病気を減らし、元気を増やすことで調和させ豊かな人生を目指すこと」5) と言っています。

この考え方は、病気減らしを病気軸、元気増やしを元気軸という、二軸で整理しています（図2）。大きな病気があり病気軸が"−3"の人は、元気軸が"＋3"であれば、プラスマイナスゼロになります。あなたの周りに、「病気もないけれど、元気もない人」はいませんか。そういう人もプラスマイナスゼロになります。どちらが健康か否かということではありませんが、健康を考えるということは、目の前にいる人が豊かに生きているのかを考えることにつながります。

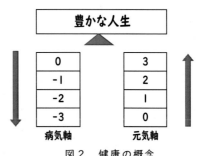

図2　健康の概念

また、保健医療従事者の役割とは、「病気を減らす」こと「元気を増やす」ことを通して豊かな人生を応援することになります。

例えば、治る見込みのない大きな病気を持っている人も、従来の問題解決型アプローチでは、支援する手立てがない時にも、元気を増やす（元気軸）にはどのような方法があるかと考え、夢や目標は何か、支えてくれる家族や友人は誰かと考えることで支援できることが出てきます。つまり、病気軸へのアプローチだけではなく、元気軸へのアプローチをする事で対象者の豊かな人生を応援することが出来るのです。

最近の研究では、元気軸を増やすことは、その人の幸福度だけでなく、寿命に大きく関係していることも明らかになってきています。1990年初めに石川が定義した考え方は、様々な研究から証明されつつあります。例えば、同じ程度の心筋梗塞で入院した75歳以上の男女117名を対象とした研究では、サポートしてくれる人数によって、死亡率に差があると報告されています（図3）。

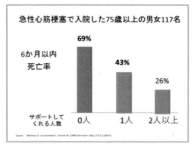

図3 入院者サポート数と死亡率

出典: Berkman LF, Leo-Summers L, Horwitz RI(1992) Ann Intern Med. 117:12;1003-9

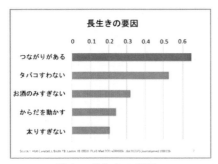

図4　長生きの要因
出典 :Holt-Lunstad,TB,Layton JB(2010) PLoS Med.7:7;e1000316

また、長生きの要因として、つながりがあることが、喫煙や飲酒、運動よりも影響が強いことも報告されています（図4）。

石川が提唱した「元気を増やし、病気を減らすことが健康につながる」という考え方は、その当時とても革新的であり、予防的活動をしていた保健医療従事者に、衝撃をもって受け止められました。

健康づくりは、元気と病気の調和ですね。私も違和感なく聞けますが、衝撃をもってとは…　時代は変化しているのですね。

元気軸と病気軸はわかるのですが、具体的にはどういうことですか？
あと、健康教育とのつながりがよくわからないのですが…。

では、まず元気軸と、病気軸の具体例を整理してみましょう。

2）豊かな人生を目指す考え方（病気軸・元気軸）の具体例(図5)

　　石川は、健康とは、「2つの軸の調和であり、健康づくりとは、豊かな人生を目指すこと」[5]と言っています。豊かな人生を目指すための要素として取り上げられている、病気軸と元気軸の具体例を紹介します。

【病気軸】

食　　事：バランスよく食事をする。1日350gの野菜を食べる。たんぱく質を積極的にとるなど
運　　動：8000歩/日以上歩く、スクワットをする、座りすぎないようにする、日常こまめに動くなど
ストレス：ストレスをためないようにする
　　　　　ストレスを感じたら発散する、休養・睡眠：8時間以上眠るなど
検査値：BMI25以下にする、血圧を下げる、検査値を見て治療をするなど

【元気軸】

夢・目標：やりたいことがある、行きたいところがある、具体的な目標があるなど
仲間・家族：生活や気持ちを分かってくれる人、何かあった時に助けてくれる人がいるなど
仕事・役割：役割がある、誰かの役に立っている、日常しなければならないことがあるなど
健康対処行動：体調不良時にとる行動、病気にならないように気を付けていることがあるなど
自分らしさ：自分がやりたいと思っていることが出来る、こんな自分でいたいと感じられるなど

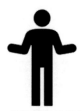

食事		
運動		
休養・睡眠	病気軸	
ストレス		
検査値		

	夢・目標
	仲間・家族
元気軸	仕事・役割
	健康対処行動
	自分らしさ

図5　病気軸と元気軸の項目

例えば、のぞみさんの周りで、元気ではつらつとした高齢者の方はいる？
病気軸の5つと、元気軸の5つの中からその人が、これまで元気でいられた
要因を優先順位の高いものを2つ選ぶとしたら何だと思う？

うちのおばあちゃん83歳なんですが、おしゃれで、友達もたくさんいて…。
「自分らしさ」と「仲間」ですね。それに書道の発表会にむけて、楽しんでいる
ので「目標」もありますね。

素敵なおばあ様ね。のぞみさんのおばあ様だと、戦後の食糧難を乗り越え、高度経済成長期を過ごして、今があるのね。きっと、たくさんのストレスを抱え、いつもバランスのいい食事や十分な運動をしてきたわけではないと思うのよ。人生の中で、元気が増えること、病気が減ることのバランスがうまく取れてきたから、今のおばあ様がおられるのね。

【ワーク】あなたが今、「健康でいられるのはどうしてですか」と聞かれたら何がありますか？
　　　　　優先度の高い順に並べてみましょう。

3 知識伝達指導型と学習支援型の指導例

学習支援型の考え方として、豊かな人生を目指すこと、そのために、元気を増やし、病気を減らしながら、調和をとるという考え方はよくわかったのですが、元気を増やすとはどうやってするのですか？

そうね。そこを整理するために、健康教室の場面で考えてみましょう。

(1) 知識伝達指導型（病気軸中心）と学習支援型（元気軸を意識）の健康教室の比較

1) 教室の背景と対象者

　　製造業企業健康診断結果の説明会。対象者は、健康診断結果で異常所見があった人、40-50代の男性、約30名。受診が必要な人は、個別フォロー事前に実施した。今回は生活習慣関連疾患異常者（脂質異常、肥満、高血圧、糖代謝異常）を中心に、生活習慣改善教室の参加勧奨を行った。教室は、勤務後17時から18時で行われ、参加は任意である。

【参加者をより具体的にイメージするために、個別ターゲット像】

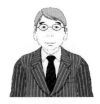

　　鈴木達夫さん58歳男性。家族構成は妻55歳と娘30歳、息子25歳。仕事は会社員で、製造業の部長職。仕事の問題はいろいろあるものの、仕事はやりがいがあり順調。2歳の孫娘が、週末に遊びに来るのが目下の楽しみである。今回の定期健診で、HbA1c6.5％であり、面談実施。昨年の健診でもHbA1c6.0％で精密検査の受診勧奨をしていたが、未受診であった。

本人はいたって元気なので、受診するつもりはないが、今回検査値が悪くなっていたので少し気になっている。今回の教室には、また悪いところを指摘されるだろうというネガティブな気持ちと、このままでよいのかという不安な気持ちと両方あり、保健師の勧めもあり参加することにした。

対象者と個別ターゲット像を別で考えるのですか？

一般的には、対象者のみを考えることが多いわね。
個別ターゲットを考えることで、教室を作りながら、この人がどのような感情になっているのか、どのようなことに興味や関心があるかということを振り返ることができ、教室がより、リアルなものになっていくのよ。また複数のスタッフで教室を企画するときも教室の方向性が一致するので、私は教室を作るときに個別ターゲットを考えることをお勧めしているわ。これは、マーケティングの業界では、「ペルソナ」といわれているの。詳しくは、企画 P35を参考にしてくださいね。

では、支援者の発想の違いは、教室の展開がどのように違ってくるのかを見ていきましょう。教室の流れと、内容の一部をピックアップして紹介しますね。

2）知識伝達指導型（病気軸）を意識した健康教育
①知識伝達指導型教室の流れ

a:導入
- ・あいさつ
- ・健康診断の目的、安全配慮義務と自己保健義務

b:健康診断結果の意味を知ろう
- ・結果の判定の見方
- ・自分の結果を見てみよう
- ・健診結果と将来の疾病との関係

c:健診結果と生活習慣の関係は？
- ・生活習慣病といわれるわけは？
- ・体重を減らすための生活習慣

d:まとめ：これから気を付けていくこと
- ・自分の生活の中で行動を変えていきたいことを考える

②知識伝達指導型教室の流れ「b:健康診断結果の意味を知ろう」の進め方の例

・結果の判定の見方は?

ファシリテーター（以下 F）：みなさん、今回の健診の結果はいかがでしたか?まずは、健診結果の分類についてお話をしますね。A が異常なし、B が経過観察、C は要注意…という段階になっています。さて皆さんの健診結果はどの段階でしょうか。自分の健診結果をみて確認してみましょう。要精密検査や要治療という段階の項目の方は、すぐに受診が必要です。

・自分の結果を見てみよう

F：では、今から配るシートの左の枠に、ご自分の健診結果を書いてみてください。そして右側に、健診結果と判定が書いてあります。例えば、今回、上の血圧が170だった方は、170と書いていただき、右側に160～180と書いてあるところに丸をつけてください。記入した丸の上部を見ると、判定結果Cの要注意になりますね。各項目判定結果がありますので、それぞれ書いて確認してみましょう。（個人ワーク）

F：みなさん書けたようですね。ここで書いてみて、どのように思ったのかグループで感想を話してみましょう。グループワーク（以下 GW）

F：では、グループではどんな意見が出ましたか? グループ（以下 G）順番に教えてください。

G（グループ）1：自分の何が引っかかっているかわかりました。

G2：どの程度ということを考えたことがなかったので、要観察だったので思ったより悪くなかったいう意見がでました。

G3：健診結果をちゃんとみていなかったので…、健診結果をわかったという意見がありました。

F：ありがとうございました。では次に、その健診結果は何を調べているのか、どのような病気につながっているのかということをお話します。

・健診結果と将来の疾病との関係

F：検査項目と体の部位、疾病との関係を解説（省略）

いかがでしたか? 今回どんなことを調べて、どのような病気とつながっているかをお話しました。ご自分の検査結果の異常値をみて、将来自分がどのような病気になる可能性があるのかというのが想像できたでしょうか?

では、今のお話を聞いて、気づいたこと感じたことなどお隣の方とお話しください。

ペアワーク（以下 PW）

F：ありがとうございました。〇〇さん今どんなお話が出たか教えてください。

参加者（以下 S）1：検査の結果から、血圧が高いので心臓や脳の関係の病気につながるのかな…と思いました。しかし、正直に言うと実感がないというのも本音です。

F：ありがとうございます。正直に実感がないというお話しをいただきました。特に体調の不良が起こらないので実感がわきにくいのが生活習慣病の特徴です。

では、○○さん、お願いします

S2：私は、血糖値が少し高いので、糖尿病関係です。昨年より少し値が悪くなっているので気になっています。今のお話を聞くと糖尿病になると一生治らないといわれていたので、糖尿病になりたくないと思います。しかし、仕事柄、外食も多いので食事制限は難しいと思います。

F：ありがとうございます。糖尿病なんですね。外食が多いということで、食事制限が難しいとのことでしたので、後のパートでは、ちょっとした生活習慣の工夫をお話しさせていただきます。

みなさん、ご自分の検査結果と病気との関連が少しつながってきたようです。

F：先ほどのシートに書いていただいたのは、生活習慣病に関連した検査値です。では、なぜ生活習慣病といわれているのかについてお話しさせていただきます。

（後略）

（2）学習支援型（元気軸）を意識した健康教育

①学習支援型教室の流れ

a：導入

・あいさつ・アイスブレイク
・教室参加のご案内が来て、どのように思いましたか
・参加してみようと思った理由は何ですか

b：健康診断結果の受け止め方

・今回の健診結果をみてどのように思いましたか
・あなたの健診結果はどのくらいだと思いますか
・あなたはどのくらいで行動を起こすタイプですか
・仕事上ではどのくらいで行動を起こしてほしいと思っていますか
・今回の結果はどのくらいで対処していくことがちょうどいいでしょうか

c：あなたの健診結果の位置づけはどのくらいでしょうか

・健康診断は、健康設計のプチ節目、あなたの健診結果の意味
・もし、健診結果が正常になったらあなたは何が得られるでしょうか
・必要なことと大切なことのバランスのとり方（忙しいなかで自分はどうする？）

d：まとめ：これから気を付けていくこと

・今回の健診結果であなたが得られたものは何ですか
・あなたのことを一番心配してくれる人は今回の結果をなんて言ってくれるでしょう
・今日の時間で感じたことは何でしたか（振り返り）

②学習支援型教室の流れ「b：健康診断結果の受け止め方」の進め方の例

・今回の健診結果をみてどのように思いましたか

F：さて、みなさんいろいろな気持ちで、今日この教室にご参加いただいたということが伝わって
きました。そもそも、本日の教室は、先日行われた健診結果でお声かけさせていただいたの
ですが…。その健診結果をみてどのように思われたのでしょうか？

　　"やっぱりな"という方。いつもと同じだし心配ないかなという方。今回初めてで驚いたという方。
こんなに気を付けているのに、なぜこの結果…検査がおかしいんじゃないのかなとか、ちょっと
悪化傾向、心配していないけど気になるなど、色々な気持ちの方がおられるのではないかと
思います。

　　そこで、まずは4択でお伺いしますね。（選択肢を紙に書きホワイトボードに貼る）

　　① "やっぱりな"まあ予想どおり、あんまり心配していない

　　② いつもと大きく変わっていないけど…それでもちょっと気になる

　　③ 今回初めて、少し気になるな

　　④ 今回初めての結果、検査結果がおかしいんじゃないかと思っている

　　さて皆さんいかがでしょう？

　　どの気持ちに近いか、お隣の人とお話しください。（PW）

F：ありがとうございました。どんなご意見が出たかお伺いしますね。

S1：私は昨年も保健師さんから気を付けてと言われたのですが、そのままで、今回少し悪くなっ
ていて…。でも元気で仕事もできているし、大丈夫とも思っているものの、少し気にした方が
いいかなとも思ったりしているところです。

S2：私は血圧が高かったのです。健診では高くなるんですが、家で測ると大丈夫です。だから
心配していません。

F：ありがとうございます。○○さんは、大丈夫かなと思うけど少し気になる。○○さんは心配して
いないといってくださいました。参加者1さんは、どういったときに大丈夫と思い、どういったとき
に少し気にした方がいいと思われるのですか？

S1：そうですね。普段元気で仕事をしているときや生活しているときは気にしていないですね。こ
うやって呼び出されたり、健診結果を去年と比べたりすると気にした方がいいかなと思います。

F：ありがとうございます。同じように感じておられる方はありますか？手を挙げてみてください。
同じように思われている方が多いですね。参加者2さんは、家で測ると大丈夫とのこと、どう
いったときに大丈夫で、どういったときに高くなるというのはありますか？

S2：そうですね。平常は落ち着いているから大丈夫で、白衣を見るとダメなんだと思います。

F：ありがとうございます。平常は大丈夫。白衣を見るなどすると緊張して異常値になるということ
ですか。同じように感じておられる方いますか？

他の皆さんはどんな感じでしょうか。①〜④のうち自分の気持ちに近い所に手を挙げます。

（①の人、②の人…手を挙げるしぐさをする）

ありがとうございます。

今日は〇番が一番多いのですね。（〇番と〇番のかたが半々でしたね。など）

そうですね、健診結果は、いろいろなサインが出ていますが、数字だけで見てもピンとこないというのも正直なところだと思います。

・あなたの健診結果はどのくらいだと思いますか

F：では、まずは今回の健診結果をどのくらいだと思っていますか？１から６で考えてみましょう。

（以下ホワイトボード（WB）に貼る

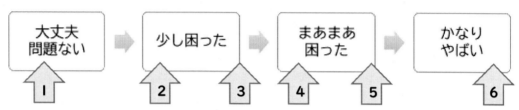

自分はどの位置かグループでお話しください。（GW）

いかがですか？　〇〇さんはどのあたりだと思いますか？

S5：そうですね‥問題ないというのもちょっと違うので…2ぐらいかな。

S6：私は4ぐらいですかね…。

F：では皆さん、自分はどのくらいか手を挙げてみましょう。1と思う人2と思う人…。（省略）

大丈夫かなと思いながらも、色々感じるところがありますね。

・あなたはどのくらいで行動を起こすタイプですか

F：では、これまで色々な人生を送ってこられたと思うのですが…何か問題が起きそうなとき、あなたはどのくらいで、対処するタイプですか？大丈夫のときから、困ったにならないように気を付ける。かなりやばくなってから対処する。いかがですか？

これは人によって違うと思います。例えば私などはいつもやることが、ぎりぎりなタイプなので…。学生の時には夏休みの宿題は後半戦で固めてするとか、家のこともぎりぎりまでほっておいて、直前に慌ててやるという感じで、まあまあ困ったの、4か5ぐらいで慌てふためくタイプです。しかし、肝が小さいので6まではほっておけません。（笑）

皆さんは学生時代、これまでの生活を振り返ってみるといかがでしょうか。自分のこれまでを考えるとどのくらいで動き出すタイプですか？　手を挙げます。（挙手を促す）

〇〇さん、2と上げてくださいましたが、その理由を伺ってもいいですか？

S7：え…なんとなくですが、私は心配性で、どちらかというと几帳面なタイプですので、何事も早め早めに対応しますね。

S8：私は、何事にもぎりぎりなタイプで…。大体5ぐらいですね。学生の時の試験勉強も前の日に
　　徹夜して詰め込むタイプでした。

F：ありがとうございました。○○さんは早め早め、○○さんはぎりぎりとお話しくださいました。
　　人それぞれ違いますよね。

・仕事上ではどのくらいで行動を起こしてほしいと思っていますか

F：最後に・・、皆さんビジネスマンです。仕事ではいかがですか？ご自分の仕事の取組み、また
　　部下やチームメンバーがどのくらいで動いてほしいと思いますか？
　　　仕事の時の自分、部下やメンバーにはどのくらいで動いてほしいか、グループでお話しください。

F：ありがとうございました。いかがでしたか？

S9：自分では4の困ったぐらいですが、仕事となると2ぐらいで意識しますね。

S10：確かに仕事となるとリスクを避ける努力は必須だと思っています。もちろん失敗はあります
　　　が、失敗を避けようとしない行為はまずいですね。

F：自分のことを考えると「まあまあ困った」になる部分もあるけれど、仕事となるとリスクを避ける
　　というのがビジネスマンの最低限の姿勢と考えておられる方が多いようですね。確かに、人は
　　立場や状況、そしてその問題が何かによって対応をする段階が違うということがあるのですね。

・今回の検診結果のリスクはどのくらいで対処していくことがちょうどいいでしょうか

F：では、今回のあなた自身の健診結果を見て、あなた自身はどのくらいでリスク回避行動を
　　とっていきたいと考えていますか？グループでお話しください。
　　　ありがとうございました。○○さんはいかがですか？

S11：そうですね。大丈夫と思いつつも、自分の健康だけ後回しというのはどうなのかなとも思え
　　　てきました。

S12：自分の検査値がどの程度なのか、もう少しきちんと知らないと判断しにくいですね。しかし、
　　　気持ちはないわけではないのですが…。仕事も忙しいし、やせたほうがいいといわれること
　　　が多いけれど、なかなか生活を変えるのは難しいなとも思います。

F：ありがとうございます。自分の健康が後回しでいいのかな。自分自身の位置づけが知りたい。
　　なかなか生活を変えるのは難しいというお話が出ました。
　　　同じように、自分自身の位置づけがどの辺りかと、思われた方ありますか？
　　　手を挙げてみましょう。
　　　ありがとうございます。ではまずは、ご自身の位置を確認していきましょう。（以下WBに貼る）

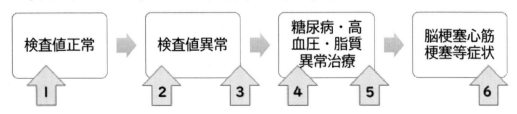

今回の健診で、検査値の異常が少ないまたは軽度の方は2、検査値異常が複数あるまたは中等度の方は3、治療が必要な方は4の辺りになります。そして、それぞれ10年ずつ経過していきます。例えば、検査値正常で入社された方は、食事や運動不足で体重が増え、30代後半ぐらいから検査値の異常が出てきます。そして40代後半ぐらいから血圧が高い、脂質異常などそろそろ薬を飲みましょうかと治療が始まります。そのまま生活を変えず、そのまま放置していくと50代後半から60代で心筋梗塞や脳梗塞などの大きな症状が出てしまうということになります。2や3ぐらいですと生活を意識することで1に戻すことが出来ます。また3や4でも少し生活習慣を変えていくことで、10年ではなくその状態が20年30年と後ろ倒しになれば、大きな症状を起こす前に、寿命が来ます。

元気な時に、仕事にも支障がない時に、検査の値として、今の状況を見ることが出来るようになりました。世界的にみても、健診をするというのは、日本特有なのだそうです。日本でなかったらここまでのことはわからないとも言えますね。

ではもう少し細かく、あなた自身の検査結果がどのくらいの位置にいるかを見ていきましょう。そして、先ほど出ました「仕事も忙しいし、やせたほうがいいと言われることが多いのですが、なかなか生活を変えるのは難しい」という問題についても考えて行きましょう。

（後略）

【ワーク】2つの教室の違いを書き出してみましょう。

比べてみると話題の広がり方が違いますね。こんな教室できるようになるのかな・・・。

　一つ目は、健診結果を正常にするためにどうするかという視点で、教室を展開しています。グループワークも正しい答えを求めているので、広がりにくく感じます。
　二つ目は、健診結果に対する認識を客観的にみるために、現状を数値化し、同じような状態で自分がどのようにしてきたか、仕事だったらどう考えるかを比較し、健診結果に対する自分の姿勢を整理しています。
　健診結果そのものではなく、健診結果に向き合う姿勢を考える時間になっていることが違いですね。

なんとなく違いはわかったような気がします。
でもできるようになるのかな？

大丈夫ですよ。いくつかのコツを押さえたらできるようになるわ。
特に健康教育の場面では、尋ねる内容を事前に準備できるので、考え方を
整理して、自分の中で話題の展開が見えてくるようになることが第一歩ね。
学習支援型をするときの、支援者の姿勢や考え方を整理しますね。

（3）学習支援型：元気軸を意識した健康教室づくりの支援者の姿勢と発想

1）参加者の思いや本音と向き合うことが健康支援のスタート

　　参加者が自分自身の健康課題に向き合うには、今その課題をどのように感じているのか、どのようにしたいと思っているのかを様々な質問を通して明確にしていくことが必要です。学習支援型の「b健康診断結果の受け止め方」では、まずは<u>自分自身の健診結果をみてどのように思ったか</u>のところで、4択で聞いています。その後、「健診結果の程度、どのくらいで行動を起こすのか」、「仕事上ではどのくらいで行動を起こしてほしいか」、「今回の結果はどのくらいで対処していくことがちょうどいいのか」と尋ねています。大丈夫と思いつつもどこかで心配、日常に感じている自分と比較して今の自分の行動など、対象者の思いや考えを明確にしなければ、参加者が本当に望んでいることがわかりません。参加者の思いや本音に、きちんと向き合うことから支援はスタートします。

2）人は本音をすぐには語れない

　　参加者の思いや本音を明確にするとき、本音を話しやすくする場の空気を作ることが必要です。導入のところで、アイスブレイクとありますが、アイスブレイクでは、緊張して硬くなった教室の雰囲気を壊し、「ここは本音を語ってよいのだという雰囲気を作っていきます。さらに、「参加してみようと思った理由は何ですか？」と問いかけ、理由を聞く中で「（いろいろな日常や思いはあるけれど）参加した」という行為を承認していくことで、参加者はより本音を語りやすくなります。支援者として、本音を語りやすくする「場・雰囲気」を作ることが何より大事なことです。

3）人は問われることで、自分自身を振り返る

　　参加者自身が自分を振り返る質問をする事で、自らの考えや行動に気づくことが出来ます。例えば、「皆さんビジネスマンです。仕事ではいかがですか？ご自分の仕事の取組み、また部下やチームメンバーがどのくらいで動いてほしい？」「今回のあなた自身の健診結果を見て、あなた自身はどのくらいでリスク回避と行動をとっていきたいと考えていますか？」という質問で、仕事上と自分自身のリスクを回避するための考え方や行動を比較することにより、仕事で

は、リスク回避しようとするのに対し、自分自身のことはあまり気にしないのかという新たな視点を持つことが出来ます。参加者自身は感じたり考えたりしているけれど、意識していないことに気づくことのできる効果的な質問をすることが、支援者としてとても、大事なポイントです。

4）保健医療従事者として伝えるべきことはきっぱり伝える

　　参加者自身が、質問により健康課題に関して、向き合う準備ができた時に、保健医療従事者として必要なことを伝えます。医学的知識を、脅しにならないように、ふんわり伝えてしまい、結局何を伝えたいのかがわからないということがしばしば起こります。対象者にわかりやすく、簡潔に伝えることは、健康教育では外せません。事例では、検査値の異常から症状が出るまでの期間を解説しています。学習支援型の教室の「c：あなたの健診結果の位置づけはどのくらいでしょうか」のところで、自分自身の結果を知ってもらう構成になっています。

5）対象者から学ぶ

　　ファシリテーターは、正しいことを教える先生役だけでなく、参加者の意見を整理します。時に参加者の意見を問い返すことで、より深い本音や思いを聞かせていただきながら学びを深めていきます。ファシリテーターは、参加者の生活や生き方を知り、参加者から学ぶという意識をいつも持っていることが大切です。

6）人は学びあう中で自分を高める

　　健康教育では複数の参加者がいます。健康教育の場面では、参加者同士が関わり合いながら、共に学びあうことで、大きな効果が生まれます。ともに同じように感じている人がいるという安心感、また同じような状況の自分と違った物事のとらえ方、周りも頑張っているから自分も頑張ろうという気持ちなど、他の参加者からの刺激により、気づきや学びが深まります。

　　保健医療従事者として、参加者の学びを高めるためには、参加者同士の学びを深めることが出来るように工夫をする事が求められます。

> 学習支援型の健康教育では、参加者自身が主体的に学ぶことが出来るようにすること、効果的な質問をしたり、参加者同士で学んだり、教材を工夫することが必要ね。
> そのためには、どのように学びを深めてもらうかという学習の設計が必要よ。
> 次の章から、学習を支援する設計の仕方を学んでいきましょう。

健康教育設計時の支援者の基本的姿勢と発想のまとめ
～あなたの心構えが一番大事～

　この章では健康教育を始める前に必要な、設計の仕方の基本と支援者自身の考え方を整理しました。

　正しい知識を伝えただけでは、人は行動変容に結びつきにくいということがわかっています。歴史的にも、健康教育は知識伝達型から自ら自分の健康問題を考え、解決するための方法として学習支援型に変化してきました。学習支援型の根底には、支援者は、健康状態や疾病の有無にかかわらず、自己効力感や自尊心、生きる力に注目して、エンパワメントを高めることを意識する必要があります。石川は、病気軸と元気軸を調和させ、豊かな人生を支援することが保健医療従事者に求められるといっています。

　生活習慣病など「病気を持ちながら豊かに生きていくということ」が必要となっている現代では、保健医療従事者として、病気につながる問題点の改善だけでなく、これまで元気に生活をしてこられた対象者の「リソース（資源）」にも目を向け、その人らしいバランスを一緒に見つけていくという姿勢が必要となります。

　「知識を得る」⇒「理解する」⇒「行動変容する」という考え方から、「気づく」⇒「納得する」⇒「自分からやる気になる」⇒「効果的な行動を考え、決める」⇒「行動変容する」という考え方にシフトし、対象者の自律的な行動を支援するという視点を、保健医療従事者が持っているということが大切です。

　その姿勢をどのように、健康教育の中で実践していくのか、次の章から一緒に学んでいきましょう。

【引用文献】
1）吉田亨：健康学習とエンパワーエディション．（園田恭一，川田智恵子編）健康観の転換-新しい健康理論の展開．p.245-246，東京大学出版会，1994.
2）影山淳，小田切圭一，鈴木直子，ほか：職域における集団健康教育の教育効果および行動変容につながる教育方法の検討．産業衛生学雑誌，56 (5), p.141-151, 2014.
3）日本健康教育学会：健康教育とは．http://nkkg.eiyo.ac.jp/hehp.html.〔2021.3.5〕
4）厚生労働省：特定保健指導の実践的指導実施者育成プログラムの開発に関する研究　Ⅳ健康教育．p.135，https://www.mhlw.go.jp/bunya/shakaihosho/iryouseido01/pdf/info03k-05.pdf.〔2021.7.24〕
5）石川雄一：保健医療従事者のための行動科学的アプローチマニュアル．p.29，日本ヘルスサイエンスセンター，2001.
【参考文献】
・吉田亨：健康教育と栄養教育（4）健康教育の評価とヘルスプロモーション．臨床栄養，85, p.853-859, 1994.
・Robert O. Brinkerhoff, Anne M Apking：High Impact Learning. Basic Books, 2001.
・石川善樹：健康学習のすすめ(理論編)．日本ヘルスサイエンスセンター，2006.
・石川善樹：友だちの数で寿命はきまる．マガジンハウス，2014.

健康教育の設計は40：20：40

　成果の上がる健康教育を実施していくためには、当日の教室だけでは十分な成果が出せないということは、この本を手に取っておられる皆さんは、実体験として感じておられるのではないでしょうか。「ハイ・インパクト・ラーニング・プロセス」（ウェストミシガン大学のロバート・ブリンカーホフ教授が提唱）では、研修効果に影響を与える要素として、研修前の意識付け＝4割。研修プログラムそのもの＝2割。研修後のフォロー＝4割だといっています。教授は、「通常、私たちがこだわりがちな研修プログラムの内容そのものは成果にはあまり影響がない。受講者の学習に向かう事前の準備姿勢や、学んだ内容を事後に活用する上での環境上の障害が8割を占めている」といっています。下記に、各段階において実施する内容とその方法についてまとめました。

研修段階による実施内容と方法

段階	実施内容	方法
研修前	学習ニーズの把握 ゴール設定 事前準備 学習への動機づけ 周りに人の巻き込み	学習意欲や知識確認などのアンケート 事前学習動画 上司へのヒアリング テキスト配布　等
研修当日	受講者主体の学びの促進 受講者理解にそった進行 課題、練習	質問、アンケート 課題提出 グループワーク・ペアワーク ディスカッション ロールプレイ テスト・クイズ
研修後	1、理解度のフォロー 2、行動定着化への支援 3、周囲の支援者の巻き込み 4、表彰	テスト・アンケート 課題提出 チャット・対話会 終了証・表彰

Blended Learning Design & Delivery Associate Course 資料改変

　コロナ禍の中、集合研修を開催することが困難になってきています。しかし、オンラインという便利なものが一般化し、動画配信、アンケートの配布や提出、対話会などが気軽に実施できるようになっています。オンライン飲み会という言葉も日常の言葉になり、オンラインに対する参加者の抵抗感も下がってきています。こんな時代だからこそ、いろいろなツールを使いながら、効果のある健康教育を作っていくチャンスと言えるでしょう。

　この本では、研修当日の設計の仕方を提供していきますが、基本を理解していただければ、研修前後まで含めた学習設計を作ることは難しくありません。

効果のある研修をつくるラーニングジャーニー（学び続ける旅）に
私たちと一緒に旅立ちましょう！

Ⅱ　企画

相手の心をつかむ企画

　この章では企画の立て方について述べます。相手（参加者）の心をつかむには、相手がどういうニーズを持っているのか、どうありたいと考えているのか相手の現状やニーズを把握することが大切です。事業の目的を達成するために、教室やイベントなどを構成します。

　事業の成功の8割は、始まる前に決まっています。はじめに、何のために、誰を対象に、どのような事業にするかを考えます。事業を企画する意義が一番重要となります。ここでは学習支援型の健康教育の企画について考えていきます。

【この章のポイント】

対象者を明確にし、対象者にあった事業にするための考え方とシートの書き方を整理します。

① 事業の企画の立てかたについて考えます。
② 実施要領を作成します。
③ 教室全体の流れ（プログラムデザイン）を作成します。
④ 自分がイメージできるように台本（シナリオ）を作成します。

　渡井さん、最近仕事は上手くすすんでいますか？

　僕は、参加者主体の教室を心がけていますが、うまくいってないような気がします。複数回シリーズ講座の途中で来なくなる人もいます。

　渡井さんは自分が参加者だったらどんな教室に参加したいと思う？参加者の立場にたって考えるのはとても大切なことよ。
　シリーズ講座は「一つの事業」なので、事業を構成する「教室」の1回ごとに目標を明確にすることが大切ですね。

　シリーズ講座全体で考えることが大切なのですね。
　あっ、そうか。毎回の教室の目標が大切だったのですね。

　渡井さんは、シリーズ講座事業全体の目的に向かって、一つ一つの教室の目標が明確になっていなかったのね。

Ⅰ 企画の全体像を把握する ＜事業企画シート＞

（１）事業の目的と目標

Ⅰか月後に初めて糖尿病予防事業をすることになったけど。
なにから始めたらいいのですか？

まず初めに事業の企画をしましょう。
渡井さん、事業を企画するということは、どういうことだと思いますか。

そうですね・・・。
事業の目的に向かって成果が、出るように計画を立てるということですか。

そう、その通り!! 目的と目標の違いを知っていますか？ 説明しますね。

表Ⅰ 言葉の定義

目　的	事業の最終到達点（事業のゴール）
目　標	事業を達成するための要素（教室のゴール）
ねらい	教室の目標を達成するための要素
めやす	教室のねらいを達成するための要素

目的とは弓矢で例えると「的」のことで、事業の最終到達点になります。目標とは山登りで例えると「道しるべ（標）」で目的に到達するまでのガイドラインになります。

図Ⅰの概念図では、底辺が現状、頂点が目的、そのギャップが解決すべき課題となります。

目的は、あり方や方向性で、目指すべき姿です。定量評価することはできません。目的は複数ではなく、一つです。

〈目標の立て方〉

① 理解することができる。（認知領域目標）

② 関心を持つ、やる気になる、元気になる。（情意領域目標）

③ 実践ができる。（精神運動技能領域目標）

④ 仲間とともに取り組む。（対人関係領域目標）

など、具体的なものになります。目標は複数あってもよいです。

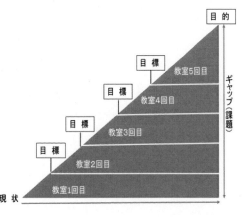

図Ⅰ 目的・目標の概念図

表2 課題の分類

分類名	概　要	例
認知領域	①知識の再生 （学んだことを覚えているか） ②知的技能 （過去に学んだ基本を新たな場面で応用できるか）	①糖尿病予防のために、どんな生活習慣が大切か言える。 ②自分の適切な運動・食事量がわかる。
精神運動技能領域	運動技能や操作技能 （筋肉を使って求めることができるか）	腹囲を正しく計る。
情意領域	興味・関心・態度・価値観の変容、適応力（望ましい選択ができるか）	適切な運動ができる。 適切な食事量で食べることができる。
対人関係領域	教室参加者同士の学びあい、支えあいを通じて、学びを深める	参加者同士が応援しあえる関係ができる

産業保健スタッフのための教え方26の鉄則．p31の改変[1]

目的と目標の違いはそういうことだったのですか！
じゃあ、糖尿病予防事業の目的は…。何になるのだろう？

のぞみさんは、その事業が終わったら参加者にどんな言葉を言ってほしいの？

う～ん。境界型の人に、HbA1c の値の意味が分かってよかった。来年の健診が楽しみだわ、と言ってもらえるといいなぁ。

そうか。それなら、事業の目的は、「来年の健診結果が自信をもって聞くことができる 」ということだね。つぎに、教室の目標、ねらい、めやすを考えるといいよ。事業の目的、教室の目標、ねらい、めやすの関係性については次の図で考えるとわかりやすいよ。では、事業企画シートを作成してみよう。

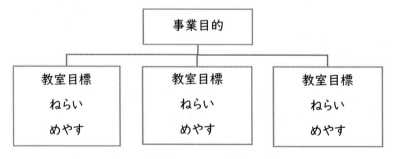

図2　事業目的と目標の関係

（2）事業を企画する

　組織の健康課題や実施するための条件などをしっかり把握する必要があります。
企画シートを作成し、一貫性のある事業にするために目的や方向性を明確にします。スタッフ間
で事業内容を共有しやすくチームワークも強靭となります。所属する組織や事業を依頼する企業
への企画意図の説明もしやすいです。

I）事業企画シートの書き方
① 与えられた条件
あらかじめ与えられた条件です。予算・場所・日時などこの企画をするために決められている
ことを書き出します。
② 想い
企画者の想いを文章化してみます。文字にしてみると、企画を企てた想いが明確になります。
③ 強み・資源
「資金・施設・人材・地域文化」などの資源を把握し、記載します。
④ ニーズ・社会動向
事業を実施するにあたり、社会動向や対象者のニーズを把握し、記載します。
⑤ 事業趣旨
「与えられた条件」「想い」「ニーズ」「強み・資源」「ニーズ・社会資源」からなぜその事業を
実施するか整理して明文化します。
⑥ 目的
事業の到達点です。参加者の目指すべき姿を明確にします。
⑦ 目標
目的を達成するまでの道しるべです。○○ができる、○○に関心を持つ、やる気になる、○○を
実践できるなど具体的で評価につながる表現にします。
※目的を達成するために、複数回シリーズの教室を開催する場合は、各回での目標達成を
明確にして実施要領の中に記載します。
⑧ コンセプト
参加者が教室終了後に、どんな気持ちになっていたらよいかをひと言で表します。
企画を貫く基本的な考え方・方向性で、教室のキャッチコピーにも使えます。
⑨ 教室の具体的内容と評価
教室の目標を達成するための効果的な手法、ツール・評価指標・対象・回数・実施日を明確
にします。複数回シリーズ教室の場合は各回の目標とテーマを決めます。
各回が繋がるような内容にすることも大切になります。

事業企画シートの記入例

事業名：糖尿病予防事業			
与えられた条件	想　い	強み・資源	ニーズ・社会動向
□糖尿病予防 □60歳代 □30人 □保健センター □報償費　○○円 □消耗品　○○円	糖尿病予防をきっかけに、定年後の世代がこれからの生活習慣を見つめることで豊かな人生の基盤づくりをしてほしい。参加者同士で応援しあい、自分らしい生活習慣を継続する意識を高めたい。	バランス良い食事を提供する店舗がある。ウォーキング環境が整えられている。糖尿病患者の会・健康づくり推進員の協力が得られる。	糖尿病患者数県内ワースト1位である。合併症による医療費、肥満者、健診未受診者、治療中断者が増加している。

⇩

事業趣旨：○○市は糖尿病患者数が県内ワースト1位である。糖尿病性腎症から透析を導入する市民が多い。食や運動の環境は整いつつあるが、市民には浸透していない。
　　　　　特定保健指導の動機付け支援の時点で糖尿病発症予防をすることは、市民の豊かな人生につながる。参加者同士が共感しあい、継続できる生活習慣を応援しあうことで、意欲の持続をはかる。

⇩

目　　的	元気と病気のバランスをみつけて人生を豊かにする ～ 来年の健診結果が自信をもって聞くことができる ～
目　　標	①自分の健康観を考える事ができる ②食事に関心を持つことができる ③運動に関心を持つことができる ④睡眠に関心を持つことができる ⑤参加者同士が応援しあえる関係ができる
コンセプト	検査も大事!!人生も大事!!

⇩

手法・ツール	評価指標	対象・回数・実施日
グループワーク 体重・食事・歩数記録 支援レター 応援メッセージ	体重の減少 歩数の増加 HbA1cの改善 グループワークの様子 参加者アンケート	対　象：HbA1c5.6％以上6％ 　　　　以下の糖尿病予備軍 回　数：5回 実施日：○/○、○/○ 　　　　○/○、○/○、○/○

2）対象者を明確にする

健康教育をする時にどのような対象者をイメージしていますか？

そうですね・・・年代とか疾患とか・・・どんなことが知りたい、とか・・・

そうね。対象者を具体的にイメージできるかが、健康教育の第1ステップよ。

　対象者は年代や性別、環境によって、健康状態のとらえ方や対処の仕方が違います。また家族構成、年代、性別、職種、勤務体制によって教室構成が異なります。

　誰に健康教育をするのか、どのようになってほしいのかを明確にするために、対象者を具体的にイメージします。ターゲットを明確にし、スタッフ間で共有します。参加者への振り返りの質問や、知識伝達の仕方が具体的になり、対象者に届く教室を企画することが出来ます。

　複数回のシリーズの教室を、数名のスタッフで企画する場合、ペルソナ（仮想人物）を設定すると対象者がより明確になります。勤務地や休日の過ごし方、会社での仕事内容などまで想定します。しかし、思い込みでペルソナを作成すると、中身の薄いペルソナや、主催者に都合の良いペルソナ像を作ってしまいかねません。参加してほしい対象者層にインタビューをすると、参加対象者により近いペルソナが作成できます。対象者を具体的にイメージするために以下の項目を参考に考えます。事業内容によっては、これ以外にも必要だと思うことを設定します。

① 名前（イメージができている似顔絵などあればなおよい）
② 年齢・性別・居住地
③ 職業（大学・学部、業種・役職、最終学歴）
④ 性格（価値観、物の考え方）、生活での実感（困っていること、興味があること）
⑤ 人間関係（恋人・配偶者・子供の有無、家族構成）
⑥ 収入、貯蓄性向
⑦ 趣味や興味（インドア派 or アウトドア派、友人間での流行など）
⑧ 情報収集手段（インターネット利用など）
⑨ 所持しているデバイス
⑩ 今回の健康課題に関して困っていること、関心・知識・ステージモデル
⑪ その他

対象者を明確にすることが、まず必要ということか！

2 事業の実施要領を作成する

（1）実施要領とは

実施要領とは、事業の要点をまとめたものです。目的、内容、日時、評価方法などを記載します。事業によっては項目を追加します。

実施要領の記入例

		糖尿病予防事業実施要領
1	目　　　的	本市の特定健診の結果から、糖尿病罹患率は県下ワースト1位であり、糖尿病から人口透析導入者の割合も高い、糖尿病の発症予防・重症化予防をすることで、市民がより豊かな生活「well-being」をおくることを目的とする
2	対　象　者	糖尿病予備軍（HbA1c 5.6—6.0％）、20人
3	周知方法	広報、ちらし、特定健診結果から対象者へ受講勧奨
4	内　　　容	5回シリーズの参加型教室と個別相談を実施し、病気の予防のみでなく、元気と病気のバランスを考えて、生活習慣の見直しをする
5	スタッフ	保健師、栄養士、健康づくり推進員、食生活改善推進員
6	日　　　時	令和3年10月から12月、午前10時から11時30分 2週間ごと実施する
7	場　　　所	○○市保健センター
8	予　　　算	消耗品費○○○円、ボランティア報償費○○○円
9	評　　　価	検査データの改善、参加者の意識と行動の変容、参加者アンケート、スタッフの運営など評価シートで事業全体を評価する

【ワーク】どんな教室を開いてみたいですか?実施要領を作ってみましょう。

（2）教室構成シート

　　各回の目標に応じたねらいを作成します。各回の教室タイトルは参加者が主体的に参加したくなるような言葉にします。

教室構成シートの記入例

事業名	糖尿病予防事業　　～検査も大事！！人生も大事！！～		
目　的	元気と病気のバランスをとり、人生を豊かにする		
教室タイトル	日にち	目　標	ねらい
1回目 あなたの思う健康はなんですか？	○月○日	自分の健康観を考える事ができる	①元気と病気のバランスを考える ②自分の元気と病気のバランスを考える ③自分の健康にとって大切な価値観に気づく
2回目 人生が楽しくなる食事を知ろう	○月○日	食事に関心を持つことができる	①食事をおいしく食べる事に気が付く ②「おいしい食事」と「健康な食事」は何が違うかを考える ③食べることで幸せになる方法を気づく
3回目 運をつかみたいあなたにぴったりな運を動かす運動とは	○月○日	運動に関心を持つことができる	①思わず動きたくなる時はどんなときかを考える ②体を動かして得られるものを考える ③楽しく続けられるコツを知る
4回目 眠りで人生が豊かになるすいすい睡眠、眠りながら体を整える	○月○日	睡眠に関心を持つことができる	①すっきりと目覚めたときはどんなときかを考える ②睡眠と糖尿病予防について知ることができる ③睡眠の質の違いによる体の変化を感じられる
5回目 今日からお互いにサポーター	○月○日	参加者同士が応援しあえる関係ができる	①健康を入り口に人生を考える。 ②できている所を認めあえる ③応援しあって習慣を継続しようと思う

3 教室運営全体の流れを明確にする ＜プログラムデザイン＞

（1）プログラムデザインとは

　　教室全体の流れを示したものが、プログラムデザインです。事業企画シートで明確になった目的にそって、教室の内容などを考えます。

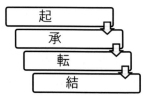

　　進行の流れのわかるプログラムデザインを作ってみようか。

　　プログラムデザインはどうやって考えたらいいですか。

1）プログラムデザインの考え方

　　プログラムデザインは、教室の構成と、参加者の感情の変化と内容から考えます。

　この2点を考えたら、プログラムデザインシートを書いてみましょう。

① 教室の構成

　　教室の構成とは、教室の流れです。「起承転結」のように流れを持って考えます。全体の時間配分を考えて、各パートで時間を割り振ります。

> 起
> 承
> 転
> 結

② 参加者の感情の変化と内容

　　教室毎の目標の達成に向かって、参加者の感情の変化を考えます。次に、その気持ちに沿った内容を考えます。

	参加者の感情	内　容
起	緊張するな どんな人がいるのか 何をするのかな	導入：あいさつ、オリエンテーション アイスブレイク：何でも話せる場の雰囲気をつくる 　　　　　　　　　自分の思いを話す。
承	自分の悪いところを指摘されるのかな。何が始まるのかな。	元気と病気のバランスを考える：参加者が考える健康観を共有し、元気を増やすこと、病気を減らすという考え方に気づく。
転	このままで元気を増やして病気を減らすことができるのか？	5年後の自分の健康をイメージすることで、今の自分の状態を認識する。自分の生活習慣をふりかえる。
結	自分の生活の中で 一番大切にしたいものは これなのだ！！	人生を楽しむために、自分の健康にとって大切な価値観に気づく。目標、がんばることをグループ内で宣言し、お互い頑張っていくことを誓い合う。

2）プログラムデザインシートの書き方

　　教室の内容を時間軸に沿って、全体に把握するために1枚のプログラムデザインシートにまとめます。

① **タイトルをつける**

ターゲット層が興味を持つタイトルをつけます。事業企画シートのコンセプト、時代にあったキャッチフレーズなどを勘案して考えます。複数回の教室の場合、各回の教室タイトルがサブタイトルになります。

② **日時と会場をきめる**

ターゲット層が参加しやすい日時・会場を設定します。運営する時の会場セッティングのしやすさ、備品、給茶施設、インターネット環境等の確認も必要です。

③ **目標を立てる**

事業企画シートに記入した目標を記入します。

④ **参加者の感情を想定する**

参加者の感情をあらかじめ想定して教室構成をすることで、自分ごとにおとしやすくなります。

⑤ **参加者の感情の変化をとらえる**

参加者の感情の変化を想定して、プログラムを作成します。例えば、アイスブレイクで、参加者のドキドキがワクワクに変わるなど、を想定し記入します。

⑥ **ねらいを明確にする**

ねらいは目指すべき目標と、現状のギャップのことです。目標達成にむけて、小さなステップを一つずつ考えていきます。時間軸にあわせて、「起承転結」で進め方を考えていきます。

⑦ **めやすを定める**

めやすは目標を達成するために、教室を分割し、各ねらいを達成するための内容です。
リーダーシップ行動論の一つである PM 理論の考え方を取り入れます。課題達成機能と集団形成機能の要素でめやすを定めると、参加者同士が、共感しあい、認め合える関係性を築くことができます。詳細はコラム「p.49　PM 理論とは」を参照してください。
「起（導入）、承（話題提供）、転（話題検討）、結（まとめ）」のそれぞれに、・P（課題達成機能）のめやす、・M（集団形成機能）のめやすを決め、スモールステップで進めていくとより良い成果が得られます。初めて会う人が急に打ち解ける事はありません。少しずつ目標に向かって一緒に進んでいこうという気持ちになるようにプログラムを組みます。（M 機能）成果についても、急に一万歩歩きましょうといっても受け入れられにくいです。自分を振り返り、これならやれるかもという気持ちになり、やってみようと思えるようにプログラムを組みます。（P 機能）

⑧ **内容と手順を決める**

各めやすを達成するための内容及びその手順、時間配分を書き出します。全体の内容のどの部分をどのように行うかをスタッフ間で共有し、目標の達成に近づけます。参加者がより深く学ぶ時間をもつために、時間配分は余裕を持って計画します。講座、個人ワーク、グループワーク、フロアシェア、などの形式で学習します。参加者同士が疑問を解決しあい、理解したこと、できなかったことを自由に話す「ペチャクチャタイム（PKT）」は中間や最後に設けることで、参加者同士で学び合うことができます。

⑨ **留意点・準備物**

参加者に内容が伝わりやすくするための留意点や、レジメ、資料、ホワイトボード、名札、名簿、マーカー、付箋など準備物、担当者を記載しておきます。紙芝居プレゼンテーション（KP）法（紙にキーワードを書き、ホワイトボード等に貼り進行する方法）を実施する場合は、キーワードを記入した紙と磁石

記入例

〇企画詳細　プログラムデザイン

事業名：糖尿病予防事業

教室タイトル：検査も大事！！人生も大事！！

サブタイトル：あなたの思う健康はなんですか？

日時/場所：〇年〇月〇日10時から11時30分

目　標：自分の健康観を考える事ができる

ねらい：①緊張をほぐして意識をととのえる　　②元気と病気のバランスを考える
　　　　③自分の元気と病気のバランスを考える　④自分の健康にとって大切な価値観に気づく

時　間 参加者の感情 感情の変化	ねらい めやす	内容（手順）	留意点 準備物
10:00 緊張 どんな人がいるのか なあ 何をするのかな ドキドキ→ワクワクへ	緊張をほぐして意識を整える P：今日のゴールを共有できる M：参加者同士で挨拶をする	①挨拶（2分） ②アイスブレイク（5分） 　誕生日順に輪になる ③本日のながれ（2分） 　KPで示す ④自己紹介（5分）ペア 　呼び名、今日の気分	自己紹介の時間管理 荷物を置く場所 受付簿、名札 次第、自己紹 カード、チベタンベル KP、磁石
10:15 健康とは病気じゃな いことかな ワクワク→安心	元気と病気のバランスを考える P：元気増やしと病気減らしに 　ついて気付く M：お互いに興味を持って聞くこ 　とができる	①「自分の健康に影響が大きい 　と思える要因」ワーク 　FW（5分） 　PKT（3分）	ホワイトボード
10:25 このままで元気を増 やして病気を減らす ことができるのか？ 安心→不安（ドキドキ）	自分の元気と病気のバランスを 考える p：自分の生活習慣の良い点と 　直したいところに気づく M：一緒に考える事ができる	①今まで元気で過ごせた要因 　個人ワーク（2分） 　GW（5分） ②病気減らしのためにできる事 　個人ワーク（2分） 　GW（5分） 　FS（5分）	GWを見ながらFS の発言者を想定する GWの進捗に配慮す る。全体を見て時間 配分を調整する ワークシート
10:50 自分の生活の中で 一番大切にしたいも のはこれ！！ 不安→やってみよう	自分の健康にとって大切な価値 観に気づく P：自分の生活の中で大切にし 　たい事を考える M：助言しあうことができる	①「ワクワクすること、集中できる 　とこ、楽しいこと」 　個人ワーク（2分） 　GW（5分） ②「誰とワクワクしたいですか」 　GW（5分） ③3か月後の目標 　個人ワーク（2分） 　グループ内で宣言（5分） 　FS（5分）	小さな目標でもよい ことを示す。自分の 考えで書くことがで きる
11:20 参加してよかった	ふりかえり P：今日の内容を確認できる M：また会いたいと思える	①学びの振り返りと共有 ②次回のお知らせ	

※P：課題達成機能　M：集団形成機能　KP：紙芝居プレゼンテーション　GW：グループワーク　FS：フロアシェア
　PKT（ぺちゃくちゃタイム）

4 教室の台本を作成する　＜シナリオづくり＞

　シナリオは教室の台本です。プログラムデザインに沿って話す言葉を考えていきます。
シナリオを作成することで、教室のシミュレーションができます。実際は一字一句シナリオどおりに
話さず、自分が話す内容を理解し、自分の言葉で話します。慣れると、シナリオを作成しなくても
プログラムデザインがあれば教室運営ができます。

（1）基本的なシナリオの書き方

1）教室タイトル、サブタイトル、日時、目的、目標、流れを記入

　プログラムデザインで記入した内容を書く。流れは時間と課題を書きます。

2）ねらい、時間、物品等を記入

　プログラムデザインに記入したねらい、時間、物品を書きます。

3）シナリオを記入

① 教室の流れや、今日のゴールを最初に示し参加者と共有します。参加者にとって教室が
　　安心できる場となります。

② プログラムデザインに準じて物語のように「起承転結」を考えて構成します。

　　　起：参加者がリラックスして教室に参加するための導入

　　　承：自分ごととしてとらえ、振り返りと話し合い

　　　転：テーマを基に話題を拡げ、深める

　　　結：これからも頑張る意欲を高める（複数回シリーズの教室は次回につなげる。）

③ 時間配分は余裕をもって計画をたてます。参加者が深く学びたい部分に柔軟に対応でき、
　　充実させることができます。

【ワーク】あなたがシナリオを書いてみるとき、大切にしたいことを書いておきましょう。

シナリオ（教室運営シート）記入例

教室運営シート				
教室タイトル	検査も大事！！人生も大事！！			
サブタイトル	あなたの思う健康はなんですか？			
日　時	○年○月○日　10時から11時30分			
目　標	自分の健康観を考える事ができる			
ねらい	①元気と病気のバランスを考える ②自分の元気と病気のバランスを考える ③自分の健康にとって大切な価値観に気づく			
流　れ	10:00　挨拶・アイスブレイク 10:10　流れの説明・自己紹介 10:15　自分の健康に影響が大きいと思える要因 　　　　PKT 10:25　今まで元気で過ごせた要因 10:35　病気減らしのためにできること 10:50　ワクワクすること、集中できること、楽しいこと 11:00　誰とワクワクしたいか 11:05　3か月後の目標 11:20　ふりかえり、次回のお知らせ			
めやす	時　間	内　容		物品等
今日のゴールを 共有できる ①あいさつ ②アイスブレイク	10:00	みなさんこんにちは。教室を担当します保健師の新田です。今回は糖尿病予防教室の5回シリーズの1回目です。今日は「あなたの思う健康はなんですか」をテーマに進めていきます。はじめてお会いするかたも多いですね。みなさんのいまの気持ちを聞きますね。次の3つのうちで一番近いところに手を挙げてください。 「なにをするのかドキドキ」 「なにをするのかワクワク」 「なにをするのかビクビク」 　　　　　　　　　　※もう一度復唱して聞く。 ①の人、②の人、③の人。 ドキドキの人も、ワクワクの人も、ビクビクの人も、教室の最後にスキップして帰れるぐらい楽しい気持ちになるような時間を一緒に過ごしていきたいと思います。 はじめに、これから5回の教室で一緒に考えるチームをつくるゲームをします。 何年生まれまでは聞きません。 ここが1月1日、輪になるように2分で順番に並んでみましょう。 話さずに、ジェスチャーなどで確認しながら誕生日順に輪になってください。 　　　　　　　　　　※指示の確認をして では席をたってはじめてください。 はい、では順番になっているか確認していきます。 こちらのかたから順番に声に出して誕生日、何月何日かを言ってください。		KP 誕生日が近いことで親近感を持ちグループワークで話しやすくなる。

		ちゃんとつながりましたね。では次にここから4人ずつグループになってテーブルについてください。	
		少し、頭と体が動きましたか?この教室は席の配置からもわかるように、話をきくだけではなく、グループで考える時間も多くとります。	
③本日のながれ	10:10	まずは、今日の流れを説明します。 最初に、グループの中で自己紹介をして、その後はワークを中心に進めます。 「健康」の考え方について、 「自分の今の健康」について 「自分の将来の健康について」 　　　　　　　　　　　※皆さんと一緒に考えて 11時30分には「自分の健康観はこれだなあ」と思っていただけることをゴールに進めていきます。	KP ①～④ ゴール 最後ま で貼っ ておく
④自己紹介		では始めに自己紹介です。 グループで「名前、いつもお友達に呼ばれている呼び名やこの場で呼んでもらいたい名前、今回教室参加案内が届いてどう思ったのか」を話題に、1人1分で自己紹介をしてください。教室参加案内が届いてどう思ったかは、次の4つのうちから近いものを選んでください。 　①　今年も案内がきたかぁ 　②　やっぱりこのままじゃいかんのかぁ 　③　なんで私に届いたの 　④　面白そうだな 例えば、「私は新田のぞみです。職場ではのぞみちゃんと呼ばれています。教室を担当するのは初めてでて、先輩たちに助言をいただきながら準備をすすめてきました。私は通知をする側なので、多くの人に参加していただきたいと思いながら、〇〇人にお送りしました。今日は皆さんにお会いできて、ワクワクしています。」 こんな感じです。 ※自己紹介の内容、名前・呼び名①②③④を復唱する。 ではじゃんけんをして勝った人から時計回りにお願いします。 はい、前を向いてください。お隣さんの誕生日とニックネームまでわかりましたね。	KP
元気と病気のバランスを考える。	10:15	では、ワークを始めていきます。 皆さんは、今回の健診結果を見て、どう思ったでしょうか。自分の健康は、このままの生活で ①　良くなる　　②　悪くなる　　③　変わらない、	KP

| | | 皆さんはこの①から③のどれでしょうか。当てはまるものに手をあげてください。①のよくなると思う方、②の悪くなると思う方、③の変わらないと思う方。ありがとうございました。①のこのままで変わらないと思う方が大半ですね。
糖尿病は、痛いとか、苦しいとかすぐに自覚症状は出ないのです。日頃からの健康に対する意識や生活習慣が大切になってきます。

そこで、みなさんの「健康」について考えてみましょう。皆さんは自分の健康に影響が一番大きいと思える要因は何ですか？

健診結果などの「検査値」でしょうか、食べ過ぎないように「食事」に気を付ける事でしょうか、いつまでも自分の足で動いていたいから「運動」でしょうか、

それとも「お金」が十分にあることでしょうか、「家族」のやさしさでしょうか、気の合う「仲間」との会話でしょうか、「趣味・楽しみ」に没頭できることでしょうか、公害などの「環境問題」でしょうか、「感染症」でしょうか。

どれもこれも健康に影響を及ぼすものですが、あなたの健康に影響を及ぼすものでこの9つの中から優先順位が高いものを2つ決めてください。

決まりましたか？では2回手を挙げてください。
　※ 順に聞いてホワイトボードに人数を記入する。

みなさんの健康に影響を及ぼすものは、多い順に〇〇、〇〇、〇〇でしたね。

「検査値」「食事」「運動」「環境問題」「感染症」はどちらかと言えば「病気を減らす」要因になります。

「家族」「お金」「仲間」「趣味・楽しみ」は「元気を増やす要因」になります。

健康というと、比較的病気を減らす要因に意識が向きやすいですが、「元気を増やす」という視点でも健康をとらえることもできます。

これはどちらが良いというものではなく、「健康」は「元気と病気の調和」と考えるとわかりやすいです。

皆さんの周りに「病気があっても、明るく元気な人」はいませんか。「病気がなくても、くよくよしている人」はいませんか。

「元気と病気の調和」を聞いて、感じたこと、思ったことを10時25分までグループで自由に話してください。　PKT（ペチャクチャタイム） | KP で貼る |

		いろんな話が聞こえてきましたが、自分は元気と病気の調和がとれているでしょうか?みなさん今日参加されているので、今まで「元気」で過ごせていたと思います。	ワークシートを配る
自分の元気と病気のバランスを考える。 ① 今まで元気で過ごせた要因	10:25	皆さんが今まで「元気」で過ごせた要因はなんだと思いますか。お手元のワークシートに、2分で記入してください。	
		例えば私が今まで元気で過ごせたのは、趣味のランニングを続けていることです。いろんな地域の大会へ出かけるのも楽しみです。	
		ではグループで「自分が今まで元気で過ごせた要因」を紹介しあって、元気の輪を広げてみましょう。	
		10時30分までグループで話してください。	
		グループでいろんなお話がでていましたね。 他のグループの人の話もきいてみましょう。 ○グループの○○さん、グループででた元気増やしの話を聞かせてください。印象に残ったことや、自分の話でもよいですよ。 お話を伺うと元気になりますね。	
② 病気減らしのためにできること。	10:35	つぎに「病気減らし」に注目してみましょう。 病気減らしのためにできることはありますか。 先ほどの要因で言うと、「検査値」「食事」「運動」「環境問題」「感染症」ですが、それ以外の要因でもいいです。	
		2分でワークシートに記入してください。	
		グループで10時45分まで話してください。	
		グループでいろんなお話がでていましたね。 他のグループの人の話もきいてみましょう。	
		○グループの○○さん、グループででた病気減らしの話を聞かせてください。印象に残ったことや、自分の話でもよいですよ。	
		今までは「過去や現在」の「元気増やし、病気減らし」を考えました。	
	10:50	では、「未来」に向かって考えてみましょう。 5年後のあなたの「元気と病気のバランス」はどうなっていたいですか。そのためにできる元気増やし、を考えてみましょう。	
		何をしているときが「ワクワク」しますか。楽しく過ごせることは何ですか?時間を忘れて集中できることはありますか。その時、誰がそばにいますか。または誰が喜んでくれますか。 例えば私の場合は、「絵手紙」を描くことで時間を忘れて集中することができます。	

		皆さんはいかがですか。 2分でワークシートに記入してください。 10時55分までグループで話してください。 グループでいろんなお話がでていましたね。 他のグループの人の話もきいてみましょう。 〇グループの〇〇さん、グループででた「ワクワク」 する話を聞かせてください。印象に残ったことや、 自分の話でもよいですよ。	
自分の健康にとって大切な価値観に気づく。	11:00	今のワクワクを続けることは未来の元気増やしになります。 この教室は3か月間です。教室終了後にどうなっていたいですか?そのために今日からできる事を元気増やし・病気減らしそれぞれ考えて書いてください。 例えば、私は「3か月後も今のままの体型で、笑顔で皆さんに会えるようにしたいです。そのために、毎日鏡に向かって笑顔の練習をします。そして、3階までなら階段を使用します。」 元気増やし・病気減らし両方なくてもどちらか一つでもよいです。 11時5分までに記入してください。 グループ内で宣言してください。おひとりが宣言したら、他のかたは、応援メッセージをひと言伝えてください。 では右前の人から時計回りにお願いします。 ありがとうございました。 いかがでしたか。今日したことを振り返って終わります。 まず、健康とは元気と病気の調和という考え方をお伝えしました。元気を増やすこと、病気を減らすこと、どちらも大切です。 次に、ご自身の「元気増やしと病気減らし」を考えていただきました。 最後に将来の健康を想像して、今からできることを宣言してもらいました。	
ふりかえり	11:20	今回の教室案内は、検査の数値を今下げると糖尿病発症予防ができる方へ郵送しました。そうすると、多くの方は、検査の数値を下げるために、〇〇をしなくてはいけない、とか健康になるために〇〇をやめなくてはいけない、などと考えがちです。	

| | | 病気にならないことが人生のゴールではありません。趣味を続ける事、ちょっとした楽しいことを感じることが人生を豊かにすることです。 今日は「健康」について考えてみました。その中に病気減らしの「糖尿病予防」が位置付けられます。 病気減らしを意識するのではなく、元気増やしも一緒に考えて、皆さん自身の健康の価値観が少し変わってもらえたら嬉しいです。 最後に「ふりかえりシート」を配布しますので、次回までに記入して、今日の学びを深めてください。 次回は〇月〇日です。「ふりかえりシート」も持参してください。 最後に今日から一緒にチャレンジするグループで「エイエイオー」と掛け声をかけます。 それでは、グループで向かい合って、せーの 「エイエイオー」 お互いにお礼を言って解散します。ありがとうございました。お気をつけておかえりください。 | |

【ワークシート】記入してみましょう。

あなたの思う健康は何ですか？　　　　　　　名前

元気で過ごせた要因	病気減らしのためにできること
ワクワクすること	
今日から出来る元気増やし	今日から出来る病気減らし
応援メッセージ	

〇〇より
〇〇より
〇〇より
〇〇より

相手の心をつかむ企画のまとめ

　教室を始める前に十分な準備をすることで、スタッフ間、参加者とスタッフの目的の共有ができます。参加者にとって安心・安全な場となることが、参加者の本音に迫り、目標達成に近づきます。教室の成功の8割は始まる前に決まっているのです。

　　① 事業企画シートは、事業の目的・目標を明確にします。
　　② プログラムデザインは教室の流れを構築します。
　　③ シナリオは実際の教室を想像することができます。

できることから、少しずつやってみてはいかがでしょうか。
今やっている教室の企画シートを作ってみるのもいいでしょう。
参加者が部屋を出る時、どんな気持ちになっていたら教室の目標は達成でしょうか。

　参加者の心をつかみ、参加者がやる気になり、「うんうん。」「なるほど!」「そうなんだ〜!」「やってみよう!」と思える仕掛け作りが大切です。ここは企画の醍醐味です。
「やったことがないから不安だな〜。」と思う時には、先輩保健師・栄養士さんに相談しましょう。
きっとあなたの強い味方になってくれるでしょう。先輩は頼られると、俄然やる気が出てくるものです。
次に、実際に、行動するために何を、いつから、どのようにやるか、を考えられるような問いかけや、グループワークで、ワクワク、ドキドキの挑戦です。参加者から学ぶ気持ちも大切です。
　「そうなんですね。私もやってみたいです。」「〇〇さんの貴重な体験談はとても参考になります。」
　シナリオに具体的な場面を想像して、セリフを描いてみましょう。

【引用文献】
1) 柴田喜幸: 産業保健スタッフのための教え方26の鉄則. p.31, 中央労働災害防止協会, 1997.
【参考文献, 参考資料】
・石川善樹: 健康学習のすすめ① 理論. 日本ヘルスサイエンスセンター, 2006.
・石川雄一: 健康学習のすすめ② 実践. 日本ヘルスサイエンスセンター, 2006.
・三隅二不二: リーダーシップ行動の科学. 有斐閣, 1978.
・小路浩子: チームで成功!グループ支援でメタボ予防. 診断と治療社, 2008.
・鱸信子, 田中晶子, 磯さやか: コーチングで保健指導が変わる!. 医学書院, 2008.
・川嶋直: KP法シンプルに伝える紙芝居プレゼンテーション. みくに出版, 2013.
・志賀誠治: 2016年度ヘルシーBox研修資料「事業の企画と評価」.

コラム

PM 理論とは

　リーダーシップ行動論の一つの PM 理論の考え方を取り入れると、参加者同士が、共感し合い、認め合える関係性を築くことができ、意欲の向上にも繋がります。

　P：performance「課題達成機能」と

　M：maintenance「集団形成機能」の2つの能力要素で構成されるとし、

　　　それぞれの大小によって次の4つのリーダーシップのタイプにわける理論です。

pm タイプ：集団として目標達成する能力がなく、集団と統率する能力が低い

Pm タイプ：目標達成能力は高いが、集団の統率能力は低い。生産性は高いが、集団からの
　　　　　反感や不満が生まれやすい。

pM タイプ：集団をまとめる能力が高いが、目標を達成させる能力は低い。組織で仕事を
　　　　　達成する面においては劣る。

PM タイプ：課題達成機能・集団形成機能両方がバランスよく備わっている。

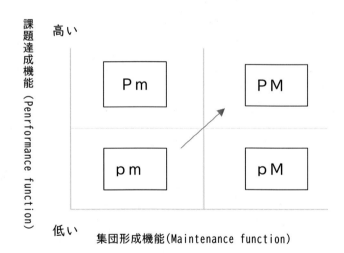

課題達成機能（Penrformance function）
高い
低い
Pm　　　PM
pm　　　pM
集団形成機能(Maintenance function)

　この理論を集団の特徴としてとらえると、教室運営にも活用できます。初めて会う集団はpmタイプです。プログラムデザインのねらいに P 機能（課題達成機能）、M 機能（集団形成機能）のめやすを組み込むことで、参加者同士が共感し、目的達成への道のりを協力して考える事が可能です。pmの集団から PM の集団へサポートするのが重要になります。

引用文献：三隅二不二：リーダーシップ行動の科学.有斐閣,１９７８.

Ⅲ 実践

共に楽しみ学びあう実践

　この章はいよいよ教室の始まりです。本番を迎えるための準備と当日について説明します。これまでの準備をより効果的に、しかも効率よく、さらに魅力的にするためにいくつかの工夫や気をつけることについて述べていきます。

【この章のポイント】

① 教室の参加案内や事前準備・スタッフ相互の役割分担など事業の運営に関することを学びます。

② 教室のオリエンテーションや参加者への指示の出し方、グループの活動状況に応じた支援等、プログラムの進行に関することを学びます。

③ 目的・目標を達成できる手法やアクティビティ（活動）や時間配分に関することを学びます。

Ⅰ　事前準備

（1）PR の方法

　PR は事業企画シートを基にして思いや目的、コンセプトなどをわかりやすく、参加者の心に響く言葉で伝えます。参加しようかやめようかが、決まる大きな要因です。見る人の心を引きつけるインパクトのあるキャッチフレーズにします。

　PR の方法は、掲示板・広報誌・チラシ・ポスター・インターネット・口コミ・個人通知などを利用しますが、地域・組織により、最も効果的と思われるものを選択します。内容は作る人も読み手も楽しいものにします。情報伝達のみにならず、受け手の立場になり、心に訴えるもので前向きな内容が、参加意欲につながります。

前野さん「人を集めるコツ」って、何かありますか？
ちらしを作りたいのですが…。

PR を見て「大変さ」「辛さ」を感じるものより、「コレコレ私のこと」と思ってもらえる内容など、参加者の立場に立って考えるといいわね。
こんなチラシはどうかしら。

検査も大事!! 人生も大事!!

元気と病気のバランスを見つけて 人生を豊かにしよう

> 心に響くタイトルにする

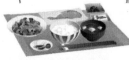 食 事　　運 動　　睡 眠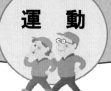

栄養過多や運動不足になる生活のバリアを一緒に考えてみませんか?
より健康になった自分をイメージして、できることから取り組んでみましょう。

日にち	テーマ
〇月〇日	あなたの思う健康はなんですか?
〇月〇日	人生が楽しくなる食事を知ろう
〇月〇日	運をつかみたい!!あなたにぴったりな運を動かす運動とは
〇月〇日	眠りで人生が豊かになるすいすい睡眠、眠りながら体を整える
〇月〇日	今日からお互いにサポーター

> 参加者にとって大切なこと興味の持てることに焦点を当てたテーマを設定する

> みんなで励ましあいできることを実践しましょう

時　　間　　10時~11時30分
場　　所　　〇〇会館研修室
参加者　　糖尿病予備軍 HbA1c5.6%~6%の人

参加者の 声

> 楽しく、ためになる教室です!

・体に興味が湧き、検査が大事!人生が大事!と実感できました。
・何を話してもいいんだという雰囲気がよく、仲間がいてがんばれそう。
・楽しい雰囲気で、やる気が高まりました。
・来年の健診が楽しみです。
・夫と歩き始めました。
・検査結果を知ることで、自分の人生を肯定的に考えることができました。

> この教室に来ると、どのような成果があるかを伝える

図1　募集チラシの例

1）PRのポイント

① 魅力あるキャッチコピー（参加者の本音をつくタイトル）を作ります

- ・キーワードを入れる
- ・思い込みを言い当てる
- ・知りたい欲求を入れる
- ・お困りごとを言い当てる
- ・ベネフィット（人を幸せにする・人が満足する）を入れる

② この教室に来ると、どういう成果があるかを伝えます

- ・具体的に「何をすれば良いか」がわかる
- ・自分1人でなく、みんなと楽しく頑張れた
- ・何でも話せる仲間ができた
- ・教室の雰囲気を伝える写真・絵など

③ 配布方法

募集している対象者が多いところに出向いてチラシを置く、SNS、オンライン、社内通知、広報誌などで紹介する。「あなたに来て欲しい」と招待状を送る（個別通知の時など）

（2）資料作り

資料作りは資料を目にする人のことを想像し（ペルソナの活用 P35）、その人達が一番必要としている情報は何か、しっかりと理解しましょう。その上で、自分の伝えるべき情報を書けば資料は完成します。

- ・ 計画を立てるには、伝えたい内容を箇条書きに書き出します
- ・ 資料に組み込みたいポイントを洗い出し、それをどう組み立てるか考えます
- ・ データを集め、どのように使ったら効果的かを考えて決定します

前野さん 私、資料作りで悩んでいるのですが…。

まずは、自分がわかりやすい・見やすいと思うものをまねて作ってみるのもいいわよ。

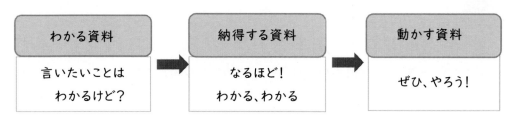

わかる資料	納得する資料	動かす資料
言いたいことはわかるけど？	なるほど！わかる、わかる	ぜひ、やろう！

図2 資料の3つのレベル[1]　　出典：ビズジン：企業の事業開発者のためのWebメディア引用改変

資料は人を動かすことで初めて価値を持ちます。3つのレベルを意識し、意思決定や具体的な行動に導けるような資料作成にチャレンジしましょう。

1）資料作りのポイント

① 読み手の立場に立って考える

資料を通じて参加者に行動してもらうためには、構成からデザインに至るまで、読み手の立場になって考えることが重要です。参加者の理解度やニーズなどをしっかり把握したうえで資料作成に臨みましょう。

② 伝えたいことを明確にし、メッセージに説得力を持たせる

資料とは参加者に期待する行動をとってもらうことが目的のコミュニケーションツールです。伝えたい内容に説得力を持たせるには、理由や例を盛り込むようにします。

行動理由を見出してもらうためにも「PREP法」を意識します。Point（主張・結論）の後に、Reason（理由）、Example（具体例）を示し、再度 Point（主張・結論）で締めることで説得力のある資料を作ることが可能です。

③ 情報を盛り込みすぎない

デザインやレイアウトが見やすくても、資料全体のメッセージがわかりにくければ意味がありません。文章は言いたいこと・伝えたいことを短く、シンプルにすると伝わりやすくなります。

いかにシンプルな言葉にするかは、「誰に」「何を」「なぜ」の3つを、自分自身に何度も問いかけるのが有効です。どんどん無駄な表現をそぎ落としていき、キーワードを見つけていきましょう。読み手、聞き手の理解を助けるシンプルな言葉は、プログラムシートを確認しながら目的や流れを固めていくことが重要です。

④ 文面や図などの配置を工夫する

体言止めや図表・グラフなどをできるだけ活用し、最小限の文章で、正しくメッセージを伝えられるように工夫します。改行と行間にもこだわります。言葉のかたまりを意識して途中で改行はしない。言い回しや字数を調節して改行の位置を工夫します。

⑤ 作ったものを人に見てもらう

第三者に5割〜6割できたら相談して、フィードバックしてもらいます。自分では気づかないデザイン、論理や矛盾、情報の抜け漏れ、ダブリなどの発見ができ、残りの4割が楽にできます。

資料で最も大切なのは「わかりやすさ」よ*!!*

⑥ 見やすいように工夫する

表 I　ワード・パワーポイントの作成方法

ワード	・ フォントはメイリオ、ユニバーサルデザイン（ヒラギシリーズ、UD）など ・ 太字に対応し、等幅でバランスがとりやすい判読性に優れたもの ・ フォントの大きさは11～12P が読みやすい ・ 言葉の途中で区切らない、文章の長さを調節して書く ・ 一行に65字以内とする
パワー ポイント	・ ゴシック体・メイリオ・UD を使用 ・ タイトルは40P　他は32P　小文字は20～24P が見やすい ・ 一枚に一つの内容にする ・ 使う色は3色までにする（文字・メインカラー・アクセントカラーを決める） ・ 色の濃さに注意 （カラー印刷ではよく見えたものがモノクロ印刷にすると読めない） ・ アニメーションや派手な装飾は多用しない、「ここぞ」という場所のみにする

Studio.virtual-planner.com DOCUMENT STUDIO ビジネスマンのための資料作成支援メディア参照

（3）スタッフ

　適切な役割分担とスタッフ間の共有や協力、お互いを理解することで、スムーズな教室運営につながります。役割としては、受付・ファシリテーター・サブファシリテーター（参加者が20人以上で入ると運営がしやすくなります）・タイムキーパー・会場案内係・グループワークのキーマンなどがあります。　　　　※一般的にはコ・ファシリテーターといわれるが本書ではサブファシリテーターとする。

表 2　基本的なスタッフの役割

役　　割	内　　容
ファシリテーター	・ 司会・進行する ・ 参加者の意見を引き出し、多くの意見をまとめる ・ スムーズに場を進行する ・ 達成感や成果を生み出す手助けをする
サブファシリテーター （コ・ファシリテーター）	・ ファシリテーターの補助をする ・ グループワークが進まないグループがあれば、グループに入ってサポートする ・ 会場でどんな話が出ているか歩きながら聞き取っていき、有効な話がでているグループを察知したらファシリテーターへ伝える ・ 今後の教室の流れを確認する ・ オンラインでは操作補助をする ・ 時間を管理し、時間内にまとまるように進めていく
スタッフ	・ 参加者名簿の確認・参加費等の徴収・参加者を席に案内する ・ グループワークが指示通り、円滑に進めるための調整する

やりました*!!* 満席です。明日の本番、ドキドキしてきました。
うまくできるか心配です。

しっかり準備したから自信をもって大丈夫だよ。
まず、忘れ物はないか、会場設営は見やすいかチェックしよう。

（4）必要物品

　教室開催の当日の教室の流れを、プログラムデザインで確認しながら、教室を想定して慌てないように、余裕をもって準備しましょう。

表3　教室運営　必要物品

カテゴリー	項　目	ポイント
受 付 用 品	名簿等	人数把握・グループ分けをスムーズにする
	会場案内板	来場者に会場がわかるように表示する
	ネームプレート	ファシリテーター・参加者が名前を呼び合いスムーズなコミュニケーションが図れます（ニックネームも可）
教 室 進 行	アンケート用紙	評価につながる内容にします
	資料	教室に集中できるよう必要時、教室終了直後に配布します
	ホワイトボード	参加者の発言や反応を全体で共有する 単語でまとめる、図を使うことで理論ではなくイメージで心に残りやすくなります
	水性マーカー	書けるか確認する
	KP 用紙	進行・内容などを用紙に書きホワイトボードに貼ります
	磁石	KP 用紙をホワイトボードに貼ります
	パソコン	予備のパソコンの準備をします
	プロジェクタースクリーン	繋がるか確認します
	レーザーポインター	点くか確認します
	ネット関係	USB・クラウドに挙げる、ポケット Wi-Fi など
あると便利な物	筆記用具	マジック、付箋、テープ、模造紙など
	ストップウオッチ	グループワークの時間をはかります
	鳴りもの	グループワークの時に参加者に知らせます カスタネット・チベタンベル・音叉など柔らかい音の物
※KP とは紙芝居プレゼンテーションのことです。伝えたいポイントとなる文面を、短いセンテンスでコピー用紙に書き、磁石でホワイトボードに張っていきます。B5用紙にすると6枚張れます。			

（5）グループ分け（参加者の把握）

　　グループワークをする場合、どんなメンバー構成にするかで学びのプロセスも結果も大きく変わってきます。目的・目標に近づけるように馴れ合いにならず、緊張しないようなメンバーで自分のことを真剣に考えやすい環境になるようにします。

1）グループ分けのポイント

グループ全体がお互いを尊重しながら、それぞれに良い影響を与える為に次のことを考えます。

- ・ グループの熟成度
- ・ グループワークに慣れているかどうか
- ・ グループメンバーの力関係
- ・ 健康問題や教室への関心度が高いか低いか
- ・ 参加者は何を期待し、何を必要としているか
- ・ 1グループ4～6人（4名が最適）にします。人数が多すぎると話せない人が出てきます
- ・ いろいろな意見が聞けるよう、知り合いが同じグループにならないように配慮します

2）具体的な工夫例

- ・ 年齢・性別・地域・知り合いかどうかなど、考慮して多様性を担保する
- ・ ペアワークを行なう場合は2人、4人、6人と偶数にする
- ・ グループワークになれた人をグループごとに配置する
- ・ 男女は混合になるようにする（一緒になったときは、アイスブレイクを利用して調整する）
- ・ 1日コースなど、長い教室の時は途中でグループ変えをする
- ・ 年齢順・地域別・目的によって分ける

会場セッティング [2]

コラム

　　教室が誰に向けどんなことを行うかで、会場のセッティングも変わってきます。よりふさわしい学習環境を提供するため、必要に応じて変えていきましょう。

教室のセッティング例

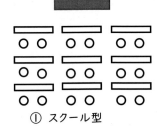

① スクール型

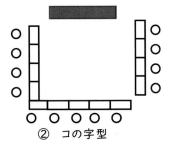

② コの字型

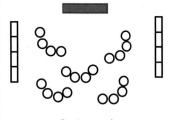

③グループ型

① スクール型	② コの字型	③グループ型
伝統的な学校のスタイルです。全員が講師のほうを向き講師からは全員が見えるというメリットがあるが、受講者同士は顔が見えない、隣の人以外とは話にくいというデメリットがあります。	討議をするときに便利な形ですが、横並び人の顔が見えにくいデメリットがあります。円に近い形、六角形にすると顔が見やすくなります。	机を両脇に置き、椅子だけを並べます。机という障壁がない分、お互いの距離感が縮まりコミュニケーションが深まります。

出典: 産業保健スタッフのための教え方26の鉄則. P85-86 改変

（6）会場セッティング

　　会場の広さや形は、参加者同士が話しやすいよう少し狭いぐらいが適切です。

　健康教室は全体ワークとグループワークを、交互に行うことが効果的なので、この様なセッティングが基本です。

> 会場設営は大切だよ。参加者の目線で見やすいかチェックしよう。

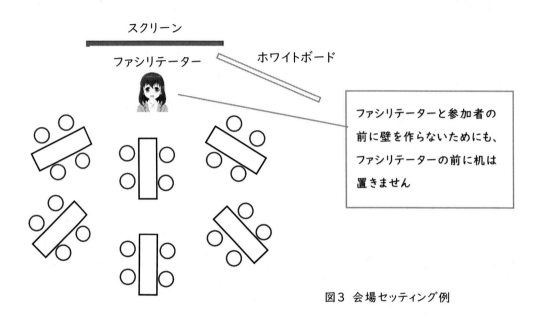

スクリーン
ファシリテーター
ホワイトボード

ファシリテーターと参加者の前に壁を作らないためにも、ファシリテーターの前に机は置きません

図3　会場セッティング例

　　ファシリテーターを中心に扇を広げたような配置は、参加者が後列でもファシリテーターの顔が見えやすく、ファシリテーター自身が全体を見ることができます。参加者はファシリテーターの話を聞いているとき、グループワークをするとき、体の向きを90度変えれば、良い配置になっています。グループワーク中心の配置です。

　　テーブルを1本にすると参加者同士が近くていいのですが、書く場面が多いときは2本にします。テーブルは少なめに設置し、参加者が増えたとき増やしたり、6人グループにしたり、椅子だけでグループ型に配置することもあります。

　　20〜30人ぐらいがもっとも運営しやすい人数です。他の会場セッティングは P57 コラム（会場セッティング）を参照して下さい。

　参加者はどんな教室が始まるのだろうと、ワクワク・ドキドキしながらやってきます。そんな時、あなたならどんな迎え方をしますか?お互いにリラックスし、楽しく学べる雰囲気作りを心がけましょう。笑顔や挨拶、話しやすいムード作りも大切です。

　さぁ、当日ね。会場設営も実際に座って参加者の目線で確認したから、ばっちりね!　当日は参加者が楽しく本音で話せるように工夫してね。

　渡井さん!　本音で参加者が話せるって…?
私、言いたいことを伝えるだけで精一杯ですよ。どうすればいいですか?

　教室が始まる前が、肝心だよ!
気持ちは伝わるから、まずのぞみさんがリラックスすると、参加者も
リラックスして何でも話せる雰囲気づくりができるよ。

(1)開始前・受付

　教室の開始前にプログラムデザインを使ってスタッフ間の共有を行います。役割の確認・思いの共有をはかります。

　受付では事務的にならないよう、にこやかに「こんにちは」「~さんですか」「楽しい教室です。気軽に参加してください。」など参加者に話かけましょう。ファシリテーターとスタッフは明るい雰囲気で参加者を迎え、関係をつくりましょう。お互いに緊張がほどけ、リラックスした状態になります。

(2)教室が始まる前

　教室は参加者が会場に入った時から始まっています。受付開始から開会までの待ち時間に参加者の中に入り込み話かけます。何気ない会話を通して、心のコミュニケーションをはかり自分自身のウォーミングアップをします。そこで生まれた会話が教室のネタになり、アドリブで使えることがあります。参加者が身近に感じ、本音で話したくなる教室づくりの第一歩です。

　ファシリテーターだからと自分を追い込まず、自らが楽しむことが大切です。守りの意識から相手に向いている意識の変化が、きっと参加者に伝わり魅力的な教室になります。

　ファシリテーターの気持ちの持ち方しだいで、情報を提供するだけではなく、
参加者が自分を知り、気づいて行動に移せるようになれば素敵ね。

表 4 ファシリテーターの気持ちで変わる教室運営

守りの意識	相手に向いている意識
・失敗しないよう	・楽しく、喜んでもらおう
・人から笑われないよう	・少しの失敗をチャンスにしよう
・失礼のないよう	・自分自身が楽しみ、学ぼうと前向きな
・後から責められないよう萎縮している	気持ちや姿勢
・これまでの習慣からはみ出さない	

3 導入

（1）あいさつ

　　教室の最初にあいさつをします。開始時、ファシリテーターはもちろん、スタッフや参加者も緊張しています、緊張がほぐれるあいさつを意識します。あいさつをする人が一人で抱え込まずスタッフと、どんな挨拶にするのか共有し、話し合う過程も大事です。

　「あなたが思う健康はなんですか？」教室のあいさつを考えたので聞いてください。

　　本日は皆様、お忙しい中、ご参加いただき誠にありがとうございます。
　　高齢化が進む中、糖尿病を患う方も多くなってきています。
　さらに糖尿病が進行していくと「し、め、じ」の順に神経、眼、腎臓が悪くなっていきます。
　糖尿病になっても合併症を引き起こさないことが、元気に過ごせるポイントと考え、教室を企画しました。まだまだ未熟ですが、頑張っていきます。よろしくお願い致します。

　　無難なあいさつだね。失礼はないけど… ますます、緊張しそう！
　のぞみさんと参加者の気持ちがほぐれるあいさつは、どんなものがいいんだろうね。こんなあいさつはどうかな？

　　（元気よく）こんにちは！今日は皆さんが集まってくれて、嬉しいです。
　　実は朝から、緊張していました。でも、皆さんがこの部屋に入ってくるときのお顔を拝見しこの方たちなら、この教室を大きな心で受け止めてくれると感じ、安心しました。
　今は、元気が湧いています。
　今日は糖尿病を入り口にして自分の健康観にスポットをあてていきます。
　皆さんが帰る頃には、「来た時よりも元気が増した！と実感していただけるよう」
　がんばります。期待してください。よろしくお願いします！

腕をあげたわね。
あいさつでは上手くまとめようとせず、参加者の気持ちを引きつけるポイントが
あるといいわね。渡井さんの前向きな気持ち、さらには「元気が増す」という
プラス面がアピールできていて、オープニングのつかみはOKよ！

1）参加者が安心して参加できるあいさつ

表5　あいさつのポイント

①ふるまい	第一声は参加者がハッとするような元気の良い声を出すことで、参加者には理論ではなく元気を感じてもらう
②目線	目線は参加者に向けます、あいさつをする人がうつむきがちだと参加者もうつむきます 緊張する場合は、柔和な顔をしている人に目線をむけると、リラックス効果があります 余裕がある場合は目線を会場全体に向けます
③立つ位置	隅よりも真ん中で堂々と立っている方が参加者の意識が向きやすいので、参加者からハッキリとみえる位置に立ちます
④思いや展望を語る	問題点を話題にすると会場に重い空気がのしかかります。参加者がワクワクするような思いや展望を自分の言葉で語ります
⑤共有できる話題	世間で話題になっていること、会場で起きた出来事など、参加者が頭の中でイメージできる出来事を話題にすると共有しやすい

2）参加者同士のあいさつ

　参加者同士の距離を縮めるため、参加者同士のあいさつをします。あいさつは握手（感染症予防においてはエアタッチや肘タッチ）などの動作を入れると、場が和みます。また、その際は、「立つ→向かい合う→見つめ合う→握手」など、ひとつずつ動作の指示をしていくことがポイントです。

（2）オリエンテーション

　教室の目的・目標それに伴う、進行時間を説明し参加者と共有します。ここで、参加するときの心構え（規範作り）の説明もあると良いでしょう。

　例えば「積極的に参加する姿勢を持つ」「相手の意見を否定しない」など、ファシリテーターと参加者が共有することで気持ちを整えていきます。

参加するときの心構え（規範作り）の頭文字を当てはめた、「LOVES」を
使って伝える方法もあるわよ。これは、新潟県燕市の保健師さんに教えて
もらったものよ。紹介するわね。

この教室の心構えです。「LOVES」（ラブズ）と覚えてください。
　　　L…listen 他の人の話を聞くことを心がける
　　　O…open 気持ちをオープンにするように、心がける
　　　V…voice 声を出す（積極的に参加する）
　　　E…enjoy 楽しむ
　　　S…smile 笑顔で
以上を心構えとしながら、参加しましょう。

（3）アイスブレイク

アイスブレイクって、氷を壊すという意味ですよね。
知らない人同士の緊張感をほぐして、話しやすい雰囲気をつくるのに
効果的ですよね。

よく勉強してるね。ファシリテーターの緊張をほぐすのにも有効なんだよ。
ファシリテーターが緊張していると参加者も打ち解けてこないからね。
逆に参加者が、かしこまっているとファシリテーターも緊張が高まってくる。
双方は鏡のような関係があるよ。

アイスブレイクは自分の気持のウォーミングアップにもなるのよ。
教室に関係がないように思えるけど、アイスブレイク（場つくり）で話し
やすい雰囲気をつくれるか否かで、教室の成否を大きく左右しますよ。

1）閉じた質問をして、手を挙げる

　挙手に参加することで、ファシリテーターの緊張をほぐす効果、さらに参加者は手を挙げることで参加意識が高まります。深く考えなくても答えられ、参加者全員が手を挙げて参加できる質問をします。このときの質問は、最後に手を挙げる人数が多い順序にすると、手が上がりやすく、参加者が意見を言ってもいいのだという教室の雰囲気づくりにつながります。

　　挙手の質問例
　　・朝食を食べてこなかった人・食べてきた人
　　・会場へ歩いて来た人・それ以外の人
　　・この会場を一度でも利用したことがある人・初めて利用する人
　　.身体を動かすことが苦手ですか・好きですか

2）軽い話題で口を開く

　アイスブレイクの種類は数多くあります。参加者が初対面であれば自己紹介を兼ねたアイスブレイクが、お互いを知り人間関係をつくる一歩となります。参加者が顔見知りであれば、協調性が生み出されるゲームが有効です。最初の場つくりとして、まずはペアやグループで行う方が話しやすいでしょう。

① 自己紹介でお互いを知る

　自己紹介のテーマを絞ることで相手のことを知る意識に集中し、何を話すか迷わずにすみます。例えば、「最近、好きな食べ物をいつ食べたか、お名前と共にご紹介ください」とすると自然に人柄が出てきます。

自己紹介のテーマ例	
・最近ちょっと、うれしかった出来事	・自分にとって、大事な人
・行ってみたい場所	・子供の頃に好きだった遊び

② if ゲーム

　「もしも、〇〇だったら」とテーマを設定して、自分の考えを披露します。テーマは考えると元気がでるものにし、教室の雰囲気を明るくしましょう。

if のテーマ例
・もし、10万円当たったら、何に使う？
・もし、自分が別人になるなら、誰になりたい？
・もし、ささやかな幸せを手に入れるなら、どんなこと？

③ 自分のカラー

　直感でカラー（色）を選んでもらい、カラーの持つ意味を後で発表します。

　「選ぶカラーには人それぞれ違いがあります。答えは一つではなく、正解は自分のうちにある」という次の話題の展開に使えます。色紙などを用意して、今の自分の気持にしっくりとくる色を実際に選んでもらいましょう。

青	・平和的 ・信頼できる人である ・冷静な判断ができる	赤	・エネルギーがある ・情熱的で活動的 ・義理人情に厚い
黄	・明るく、ユーモアがある ・知識欲がある ・明晰な判断ができる	桃	・母性がある ・優しさ、思いやりがある ・親切で世話好き
緑	・安らぎを与えられる ・協調性がある ・聞き上手	紫	・奉仕できる人 ・精神的な癒やしを与えられる ・カリスマ性がある

4 アイスブレイクと本題とのつなぎ

　アイスブレイクの内容は、本題につながる内容にすると実施へ移行しやすくなります。体や頭を使うゲームを用いることが多いアイスブレイクですが、本題につながるようなキーワードの言葉を考えておくことが大切です。このつなぎがスムーズにいくと、参加者は教室の意義を感じ参加度がより高まります。(本題とは、プログラムデザインの起承転結で、起から承に移行するあたりを指します。)

　アイスブレイクは、緊張をほぐすだけじゃないのですか？
　例えば、「名想起ゲーム」をしようと思うんですが、どうやって糖尿病教室へつなげていけばいいですか？

　テーマが「ついつい食べ過ぎちゃうお菓子」なら、「気持ちと体の折り合いがつけられる量を一緒に考えていきましょう。」と、つなげるのはどうかな？

5 本題

本題を進行するにために必要なポイントを整理します。

（1）グループワークの進め方

① グループワークを始める前に人の話をよく聞く、人の話を否定しない、自分の思ったことを話す（正解を話す必要はない）ことを共有しておきます。

② 1グループに適した人数は4～6人です。少人数のほうが、参加者が均等に話し合いに加わることができます。

③ 参加者全員が挙手で答えられる質問、一対一でのペアワーク、グループワークへと段階的に話す人数を徐々に増やしていくことで、自分の意見を言うだけでなく、お互いの意見を聞きあう関係作りができます。

④ 何分までがグループワークの時間か、わかるようにしておきます。
　例えばホワイトボードに「○分まで」と書いておきます。1回のグループワークは数分から内容によって時間を検討します。

⑤ 話し合った内容を全体で共有します。共感や新たな発見があり、目的達成のために様々な視点で考える事ができます。
　少しずつ目的に向かって一緒に進んでいこうという気持ちになります。

　グループワークは、まず参加者同士が仲良くなって、話しやすい雰囲気づくりが大切なのですね。

　グループ作りをいかに丁寧にするかで、その後の教室運営に差がでてくるのよ。少し時間がかかっても大事なところになりますよ。

（2）グループワークの流れ

自然な流れでグループワークが進むようにファシリテーターは指示します。

> 指示の出し方
>
> 「○○についてどう思いますか？グループで話し合ってみましょう。」
>
> 「体をテーブルに向けて…」
>
> 「○○について、グループで話します。時間は3分です。どうぞ!」
>
> 　　　　☞テーマをもう一度繰り返す
>
> 講師は前方中央（センター）から会場脇へ移動する。
>
> 　　　　☞参加者の視線からファシリテーターが外れることによりグループワークに
> 　　　　　入りやすくする
>
> グループワークが終わったらファシリテーターは元に戻り
>
> 「ありがとうございます。体をこちらに向けてください」と指示する
>
> 　　　　☞顔だけでなく、体ごと前方へ向けるとグループワークが自然と終わりやすい

> グループワークには自分の考えを口に出すことで、頭の中が整理されます。
> ファシリテーターが知識を伝えた後で、ペアワークやグループワークによって
> 参加者が自分と他者の思いや考え、疑問点の理解がより深まります。

> 15～20分に1回、グループワークを挟むことで参加者の理解が深まり、
> 集中力保持にも効果的ですね。

（3）参加者に心を開いてもらうコツ

本音を話してもらうには参加者が安心感を持つことです。この場においては何を話しても否定されないというのが大きな要素となります。ファシリテーターは参加者の声に真剣に耳を傾けることで参加者は大事にされていると感じます。

1）相手の話に応じて、表情や仕草を交えて聴く

例えば、「おぉ」「へー」「フーン」「それで？それで？」という言葉や「ウンウン」などを相手の話の合間に相槌を打ちます。

2）参加者の発言後に、話のポイントをまとめて返す

ファシリテーターが言葉で返すことで受け入れられた、参加者に聞いてもらえたという、満足感が得られます。

3）参加者の発言をホワイトボードに書く場合のポイント

一人の発言を書くのではなく発言者全員の内容を書きましょう。

書かれた人、書かれなかった人がいては不公平感が生じます。書くなら全員分を書く事を徹底しましょう。ファシリテーターは自分の主観や意見を介入させず中立な立場を貫きましょう。

4）参加者とともに喜び、悲しむ

ファシリテーターは率直に「それは大変でしたねー。」「そんなことがあったんだー」と素直に表現しましょう。視線の使い方にも影響力があります。例えば全体を見回してから、一人ひとりに視線を送る意識をします。そして表情豊かに参加者と思いを共有します。

ファシリテーターの表情が硬いと、教室の雰囲気も硬くなります。

5）クレームがあったときは速やかに善処する

「話が聞こえない」「教室が寒い」などクレームがあった場合、速やかに対処します。受け止め方は「おっしゃるとおりです。」というクレームOKの姿勢を持って臨みます。「それは寒かったですね」と気持ちを受け止めて改善します。対処しても解決しない場合は、間接的に「あなたの話は聞きたくない」「グループで話すのに抵抗感がある」という本音が隠されている場合があります。その場合は理由を説明し、クレームから逃げずに真摯な対応を心がけます。

> ファシリテーターは正解だけを求めず、参加者自身の中の答えに気づいて欲しいという姿勢を持ち、少々話術が下手でも参加者を、尊重した誠実な対応を心掛けましょう。

コラム　発声・聞き取りやすくする

声の大きさを使い分けると参加者に伝わりやすいというテクニックを本省で紹介しました。
声が相手に受け取りやすいかを考えて発生できるのが理想的です。
とはいえ、通りやすい声・通りにくい声など個人差は大きいですよね。
でも、もともと私は声が通りにくいから、滑舌が悪いから、しょうがないと思っていませんか

【発声をよくする方法】
「い」「あ」「う」と発声する。
5回繰り返す。次に、逆から
「う」「あ」「い」と発声する
　　　　　　　　　5回繰り返す

【滑舌をよくする方法】
「ラナラナナラナラナラナ」
「ラヌラヌヌラヌラヌラヌ」
　　　　　　　　各5回繰りかえす

　ポイントは歯がみえるように発声します。鏡を見ながらやると良いでしょう。
できるだけ、毎日続けることで口の周りの筋肉が発達して発声・滑舌が明瞭になります。
ほうれい線が薄くなるという嬉しいおまけもついてきます。

（4）本音を話してもらえる質問の作り方

参加者の本音を上手に引き出すにはどうしたらよいでしょうか？

私は参加者の気持ちを尋ねる次のポイントを意識していますよ。

　アイスブレイク、グループワークで徐々に場を温めるとともに、抽象的な質問ではなく、具体的で話しやすい質問とします。次の10のポイントで問いをたてると、喉元ですぐに答えられるような発言ではなく、考える時間を生み出し、心の深いところを見つめた発言を聞くことができます。

表6　思いを尋ねる10の質問

①自己評価	②他者評価
例・健診結果を知って、自分の健康状態をどう思いましたか。 ・自分の健康は100点満点中何点をつけますか？	例・あなたの一番大切な人はあなたの健診結果をどう捉えていますか。 ・あなたが元気でいて一番、喜ぶのはだれですか。
③バランスを確認する	④優先順位を確認する
例・あなたの生活において、「食欲」と「健康になりたい自分」のバランスはとれていますか。	例・健康はあなたの価値観の中で何番目に大切ですか。
⑤プラス面を確認する	⑥マイナス面を確認する
例・あなたがこの病気でつかんだものは何ですか。 ・うまくいっている事は何ですか。	例・病気でできなくなったことは　ありますか。 　うまくいっていないことは何ですか。
⑦過去の成功体験	⑧未来の成功と体験
例・今まで続けられたことはありますか。 ・これまで自分の努力で成功した経験を考えてください。	例・これからどういうことができたらワクワクしますか。 ・もし、〇か月後あなたの健康状態が理想通りになったらどんな気持ちになりますか。
⑨将来予測	⑩目標
例・このままの生活習慣でいると5年後どんな健康状態になっていると思いますか。 ・今後自分の健康状態を何点にしたいですか。	例・5年後どんな自分でいたいですか。そのために必要なことはなんだと　思いますか。 ・どんな健康状態でいたいですか

※この使い方はシナリオ集を参考してください

　10の質問を全部使わなくてもよいです。すぐに答えられる質問ではないため、考えるための「沈黙」が生じることがあります。相手の心の底の健康願望が表面化するのに必要な時間です。ファシリテーターは話しかけず、「待つ」ことがとても大切です。相手の言葉を受け止めること、相手の気持ちを整理して、本人が気づいていない思いを伝えることで、心の底に届き自分ごととして考えられるようになります。

（5）返し方

喉元ですぐに答えられるような内容でなく、心の深いところを見つめて考える10の設問により引き出された内容は相手へ適切にフィードバックします。

そのテクニックとして「返し方」があります。返し方には大きく分けて4つの方法があります。

① おうむ返し　　　　　　相手が話した言葉を返す

② 内容の整理　　　　　　相手が話した内容のポイントを整理して返す

③「思い」の整理　　　　　相手が話した内容の「思い」を返す

④ 相手への「思い」を返す　相手に対するこちらの「思い」を返す

> 引き出された「思い」は引き出しっぱなしにするのではなく、相手が納得できるように整理して、再び返します。相手や状況に応じて返し方を工夫します。
> 出てきた内容を整理して、まとめることはファシリテーターの力量です。
> 意識して実践してみましょう。具体例を挙げます。

> 「2ヶ月前の検診で高血糖の指摘を受け、医師からは糖尿病になる一歩手前と言われました。家族のためにもまだまだ元気で働きたいと、思っています。
> ここ数年、晩酌を欠かさずしていることに気づいたので、毎日飲んでいるビールを糖質オフへ変え、さらに、週1回の休肝日を作り、1ヶ月頑張りました。
> ところが、血糖値に目立った変化がないので気が抜けてきました。
> これからも、この方法で良いのか自信がなくなっています。　　　（47歳男性）

このような発言を受けた時の、①おうむ返し②内容の整理パターンでの返し方の例です。

① おうむ返し

「高血糖ですか。ビールを糖質オフへ変えて、さらに休肝日も週1回設けたのですね。」

相手の言葉を返すだけです。しかし、「おうむ返し」は相手への共感を示す意味があります。

② 内容の整理

「自分と家族の将来のために、できる事をやろうと思い、アルコールの摂り方を工夫したのに結果に出なかったのですね。」「おうむ返し」と同じように共感を示しながら、相手の言いたいことを整理して返します。石川 [1]は「返し方」の基本は、この「共感」と「整理」にあると述べています。人は共感されると少しずつ心を開き、自分の考えを整理してもらうことで、自分自信が持っている解決する力を引き出すことを発揮します。しかし、「おうむ返し」と「内容の整理」だけでは、話しが深まらないこともあります。そこで③「思い」の整理④相手への「思い」の返し方が必要となってきます。

③「思い」の整理

「アルコールの摂り方が高血糖の解決につながると信じて頑張ってきたのです。結果が出るとやる気が高まりますが、結果が出ないのでモチベーションが低下してきたんでしょうね。」

④ 相手への「思い」の返し方

「自分の健康に対して、まずは自分から改善できることをやる姿勢は素晴らしいですね。私も家族へ料理を頑張って作っていますが、家族がそれを認めてくれた時はやる気が高まります。結果が見える解決に向けて、あなたにとって良い方法を見つけていきましょう。

⑤ 話題を広げ全体へ展開（フロアシェア ）

グループや発言者の話題を共有し、共通の話題にします。話題の展開の方法としては、「〇〇や△△というご意見がありました。」と話をまとめ、「同じように、頑張ったけど、結果が出なかった人はいますか」「同じような体験はありますか？」などと会場に投げかけて、挙手や必要に応じてグループワークをします。

> 自分ことに結びつけることで、保健医療従事者としてよりも人としての姿勢を示していくと、相談者の共感を得やすくなります。

6 伝え方のコツ

　参加者がお互いに本音を出し合い、互いに学び合える教室づくりをするには、いくつかのコツがあります。効果的な方法を紹介します。

（1）立ち位置

　ファシリテーターが話す時の立ち位置は、参加者から見て前方中央（センター）です。参加者から遠すぎず、圧迫感がない距離感を調整します。

> ホワイトボードのときはいいけど、パワーポイントなどの画面を表示するときはどうしたらいいでしょう？

> それは画面が隠れないようにファシリテーターは隅にいたほうがいいんじゃないかな。

> 参加者に「今は、何を伝える時か。」を中心に考えれば自ずと立ち位置は決まるわよ。

（2）話し方

　ファシリテーターの話し方も教室づくりの大切な要素となります。語尾を濁したり、小さな声でボソボソ話されると聞きづらいものです。気持ちよく、好感を持って聞いてもらえるように配慮します。

1）声の大きさ

参加者に伝わることが第一の条件です。会場の一番うしろの人に届ける気持ちで、声を出すとちょうど良い大きさになります。さらに参加者の注意を引きたいときはあえて小さな声で音程を高めて、ゆっくり話します。

2）センテンスは短く

一つのセンテンスは短く、主語・述語を明確にします。長々と語るより自分の言葉で歯切れよく伝わるように意識をします。相手の反応を確認しながら進めると、適度な間合いがとれて、わかりやすくなります。

3）結論を先に言う

言いたいことを先に言い、その後に理由や根拠を説明すると、聞いてる人は理解しやすくなります。日本語は動詞が最後に来るため、結論が最後になりがちです。いくつか理由を説明するときは、冒頭に「○○の理由があります」と伝えてから、説明すると聞き手も受け取りやすくなります。

4）メリハリをつけて話す

早口になる傾向の人は、ゆっくりと話すのは難しいと感じるかもしれません。できるだけ間合いを取るように、意識すると伝わりやすくなります。また、誰しも緊張すると早口になりがちです。本番までに練習を重ねると間合いやスピードまで意識が行き届きます。

5）命令口調は NG

「静かにしてください」「はい、やめ！」など命令口調を使うと相手に緊張を与えます。

「体をこちらに向けます」「話しましょう」のように明確で柔らかい口調となるよう配慮します。

6）参加者に理解しやすい指示を心がける

例えば「今からグループワークに入ります。時間は3分です。」など時間も明確します。

（3）情報の伝え方

ファシリテーターからの情報を発信には、「内容の理解に必要な情報を示す」があります。その方法として、板書・パワーポイント・KP法（紙芝居 プレゼンテーション）などの方法があります。KP法とは、コピー用紙などに要点を書き、ホワイトボードなどに提示して話を進めるプレゼンテーション手法です。

表 7 パワーポイント と KP 法のメリット・デメリット[3]

	メリット	デメリット
パワーポイント（PPT）	・映像など多くの情報を提供することができる ・アニメーションで注意をひくことができる	・スライドが進むと, 以前の情報が消えてしまう（必要に応じて、各自で振り返ることができない）
KP法（紙芝居プレゼンテーション）	・話の流れが見える（必要に応じて、各自で振り返ることができる）	・アニメーションや映像等、視聴覚に訴えることができない

玉川大学 PowerPoint と KP 法を一部改変

（4）指名のポイント

参加者を指名して、発言を求めるときに配慮します。

1）指名する順番

教室の後方の人から指名し、そして前方の人へと続けます。すると話題が教室全体に共有する雰囲気が生まれます。

2）指名の仕方

できるだけ、個人の名前を呼びます。名前がわからないときはプラスのメッセージを添えます。例えば、「赤のネクタイがステキなあなた」「水色のカーディガンがお似合いなあなた」など自分の事だと、わかりやすい言葉をかけます。

3）指名するときのファシリテーターの移動方法

発言を求めるときは指名した参加者の正面に移動します。また、もとの立ち位置へ戻る時は参加者に目線を合わせながら後退りして戻ります。

（5）選択肢を提示する

参加者に選択肢を提示して、挙手を求めるときのポイントです。

選択肢を伝えるときは、次の流れで提示します。

① 「〇〇な人、□□な人、△△な人、色々あると思います。聞いてみましょう。」

② 「〇〇、□□、△△の中だったら、自分に一番近いなと思う所に手を挙げてみましょう。」

　　☞選択肢を繰り返すことで参加者が考える時間を作る

③ ファシリテーターは選択肢の項目ごとに左右の手を入れ替えます。

「〇〇な人」　　　　「□□な人」　　　　「△△な人」

右手　　　　左手　　　　右手

図 4 選択肢の提示方法

 挙手のタイミングがつかめない時もあるけど、この方法なら参加者が考える時間も配慮されているし、選択肢が変わったことがはっきりとわかるわ！

【ワーク】あなたが意識して使ってみたい伝え方のコツを書き出してみましょう。

7 心に残る終わり方

　ファシリテーターは教室の最後に要点をまとめ、振り返ります。

時間をかけてじっくりと振り返ることで自分自身の気づきが明確になり、自己決定の確認になります。時間が無くても、教室で出たキーワードを使用して振り返ると短時間でも行えます。教室の醍醐味は参加者同士の気持ちを分かち合えることです。最後にファシリテーターの気持ちも伝えましょう。

① キーワードで振り返る例
　・「元気と病気のバランス」という内容で、感想を話しましょう。
　・あなたにとっての Well-being（自分をよりよくする）とは、どんなことでしょう。

② 振り返りの呼びかけ例
　・あなたが得られた成果は何ですか？
　・教室参加により、新たな気づきや学びが得られましたか？
　・今後に生かそうという、意欲が生じましたか？
　・仲間との話し合いで、どんな発見がありましたか？

③ グループワークをし、各グループで発表をする。

④ 「ふりかえりシート」を利用する。

表7　ふりかえりシート記入例

ふりかえりシート

　　　　　月　　　日　　　　　　　　　　　名前＿＿＿＿＿＿＿＿

　　本日の振り返りを、次の文章を完成させる形で行ってください。

★　**私が学んだのは、**
　病気にならないでではなく、趣味を見つける、ちょっとした楽しいことが感じられる人生を過ごす

★　**私が気づいたのは、**
　私は食事が少なくて、間食が多い

★　**私が驚いたのは、**
　元気増やしと病気減らしのバランスが大切

★　**私がうれしかったのは、**
　おやつを食べてもいいんだ

★　**私ががっかりしたのは、**
　おやつの量を減らす、内容を変えてみるのは大変だ

★　**私にとって必要だと分かったのは、**
　体重をはかる

★　**私がこれから実行しようと決めたのは、**
　間食を控える

★　**その他、気づいたこと、考えたこと、書いておきたいことは、**
　自分ひとりじゃない、楽しみながら「がんばるぞー」

8 困ったときの対処法

　教室で扱いに困る人、参加意欲がない人、進行など、どうしていいか分からなくなるという経験は、誰にでもあると思います。ここでは困った人たちのへ対処方法を紹介します。

> これまで困ったことも、たくさんあったわ。対処法は色々あるから
> 参考にしてね

（1）緊張のほぐし方

・アイスブレイクで場をあたためる。

・始まる前から来た人に声をかけてコミュニケーションをとる。

・早めに会場へ入る。（時間に余裕をもって行動する）

・お菓子・お茶・バックミュージックなどの会場作りをしておく。

・準備万端にしておく。（教室運営は準備が8割のウエイトを占める）

・スタッフとの打ち合わせを十分にしておく。

・自分に自信が持てる服（落ち着ける色・形）を着る。

（2）嫌そうに参加しているように見える人への対処法

・気づいたときに声をかける。

・教室前と後に挨拶をする。

・思い切って自分の意識から切り捨てる。

　（7割が聞いてくれていれば残りの3割も引きこまれる）

・アイスブレイクをしてグループ内のコミュニケーションを進める。

・自分ごとになるような、問いかけをはじめにして興味を引き出す。

（3）色々な意見が出て、戸惑った時の対処法

・事前に色々な意見が出た時のシミュレーションをしておく。

・意見の集約方法を知っておく。

　　　表で分類

　　　付箋に書いて整理する

　　　マインドマップ

・色々な意見が出て当たり前という覚悟を持ち、聞けてラッキーと思う。

・参加者にグループワークをしてまとめてもらう。

（例）○○・□□・△△という案が出ました。みなさんはどう感じますか？

共に楽しみ学びあう実践のまとめ

　この章では健康教室の具体的な実践方法を述べてきました.

　教室を運営する時、あれもこれもと気持ちだけが焦り実際には思うようにできなかったという経験はありませんか？参加者に伝わるのは、言語では8％、準言語（間の取り方・強弱）は37％、非言語（表情・態度）は55％と言われています。

　リラックスし自然体で楽しく伝えるために、話し方・立ち位置・指名のポイント・選択肢を提示するなど、教室の中で自分が簡単にできることを限定し、何度も何度も体験してみることです。一つひとつの成功体験が次回のやる気につながります。

　健康教室はファシリテーターおよび参加者が楽しく、お互いに学び合う場です。学びあいながら、ファシリテーターは参加者の目線で、目的・目標とつながっていけるようファシリテートしていきます。参加者自身が生活や健康意識などを振り返り、自分の思いや行動に気づき、やる気を高めてもらう事ができたら教室は大成功です。

　ファシリテーターの力量の向上のために、自分の行った教室を次章の評価・改善を参考にし、自己評価・客観的評価をしましょう。行き詰まった時に新しい視点が発見できます。

　自分の評価を見つめ直すのは勇気がいりますが、その勇気が大きな成長を促してくれます。満足がいく教室のゴールは果てしなく遠いです。

　すべてを完璧にしようなんて無謀な理想は追わずに、自分で区切りをつけて、息切れしないようにすることが大切です。地道な日々の積み重ねが次のステップにつながります。

　多数の実践を通じて深めていき、明日から使いたくなる技をつかんでください。

【引用文献】
　1）Biz/Zine（ビズジン）： 資料作成の上手い人が持つ秘密の5ステップ.
　　　https://bizzine.jp/article/detail/145．［2021.7.25］
　2）柴田喜幸： 産業保健スタッフのための教え方26の鉄則．P.85-86，中央労働災害防止協会，1997.
　3）玉川大学： PowerPoint と KP 法.
　　　https://www.tamagawa.jp/correspondence/about/column/detail_10946.html．【2021.7.21】
【参考文献・参考資料】
　・カオナビ人事用語集：ファシリテーターとは？.
　　　https://www.kaonavi.jp/dictionary/facilitator/．［2021.7.25］
　・石川善樹： 健康学習のすすめ① 理論．p.77-82，日本ヘルスサイエンスセンター，2006.
　・村田陽子： 指導者である前に支援者であれ．p.125-135，ビーイングサポート・マナ，1991.
　・川嶋直： KP法 シンプルに伝える紙芝居プレゼンテーション，みくに出版，2013.
　・ヘルシーBox：「コツをつかめば誰でもできる 健康学習コミュニケーション術」配布資料，2016.8.28

コラム

オンラインで健康教育をする

2020年、新型コロナの流行になり、ソーシャルディスタンスが求められる中、直接会って健康相談をする、人が集まり健康教育を実施することが困難な状況になっています。そこで登場してきたのがオンライン相談、オンラインセミナーです。直接お目にかかれないことで、お互いの雰囲気や態度がわかりにくくなり、いわゆるノンバーバールなコミュニケーションがしにくくなるというデメリットもありますが、移動をせずに距離を超えてコミュニケーションができるメリットもあります。

これからは、ITを利用しながら、様々な方法を組み合わせて健康教育を実施する時代になってくると考えられます。

例えば、オンラインで同時受講できるセミナーを実施するだけではなく、別の時間でも受けられるような、録画ライブ配信をする。事前に動画等で学び、集合研修で演習をする。健康教育を実施後、習慣の定着のためにオンラインで行動をサポートするなど様々な方法が考えられます。

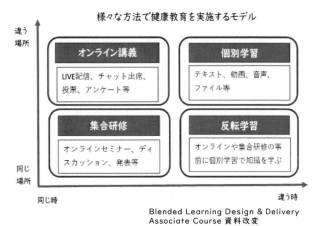

様々な方法で健康教育を実施するモデル

Blended Learning Design & Delivery
Associate Course 資料改変

そこで、研修をオンライン化するために、必要となるのは、以下のスキルになります。

① オンラインをするためのツールの理解
② 学習効果を高める深めることが出来る学習設計
③ マイクロラーニングを支える動画撮影のスキル
④ オンラインでコミュニケーションを深めるバーチャルファシリテーション
⑤ 定着化のためのオンライン支援の方法
⑥ セキュリティーに対する知識

皆さんが健康教育をする対象者で、オンラインで研修をすると効果的な人たちは、どんな人達でしょうか?なかなか教室に参加してもらえなかった自営業者の特定保健指導、企業内のメンタルヘルス研修、新入社員の入社前の健康づくり研修、共働きで妊娠中の両親学級、妊婦さんや産後間もない産婦さん、子育て中の育児支援など、さまざまに活用できるのではないでしょうか。

ヘルシーBoxも健康教育、保健指導を学ぶオンラインセミナーを企画していきたいと思います。

Ⅳ 評価・改善

評価とは

　この章では、PDCA サイクルのうち、評価（Check）、改善（Act）について説明します。PDCA サイクルは、目的の達成に向けて継続的な改善を果たすプロセス[1]のことです。実施した教室や事業を PDCA サイクルの視点から改善にむすびつけていく評価の方法を学びます。

【この章のポイント】

① 評価とは何か、評価の目的、評価の視点などについて学習します。

② 教室開催ごとの評価には、「Good・もっと・チャレンジシート」を使用します。教室の目標やねらい、ファシリテーターとしての技術などを評価します。

③ 事業全体の評価には、「事業評価シート」を使用します。教室の開催すべてが終了したら、事業全体を評価します。

④ 評価後は、教室をよりよくするために次章の発展会を行います。

Ⅰ 評価とは何か

糖尿病予防教室の1回目が終わりました。
参加者の皆さんには満足していただけたかと思います。

それはよかったね。どうしてそう思ったの？

参加者の表情はいきいきしていたし、私としても満足していますが…。
評価をどのようにしていけばいいでしょうか？

そうですね。では、何をどんな視点で評価していけばいいのか、
具体的な評価内容や評価の方法を学んでいきましょう。

（1）評価の目的、なぜ評価するのか

　教室運営における評価は、設定した目標や企画、実施した内容が妥当であったか、期待した効果は得られたかを判断し、次の教室運営に活かすために行います。また、ファシリテーターとしての技能を向上させるためにも評価を行います。

教室実施後に評価をしないと、教室の目的・目標が達成できたのか、達成できなかった場合は、なぜ達成できなかったのかがわからず、次の教室に活かすことができません。また、技術の点においても進歩がありません。

評価は、教室運営のスタッフや主催者だけでなく、教室に参加した参加者も評価します。

（2）教室運営における評価

教室運営における評価は、教室開催ごとの評価と事業全体の評価の2つがあります。教室開催ごとの評価は、各回の教室終了後に教室運営の評価を行います。例えば、5回シリーズの教室であれば、1回目の教室の評価を行い、2回目の教室の評価を行うといったように実施回ごとの評価をします。

事業全体の評価は、事業全体の目的を達成するために行われる個別指導や啓発活動などを含みますが、本書では、教室に着目し、教室全体を事業全体と定義します。すべての教室が終了した時に事業全体の評価をします。

（3）評価の視点

評価計画は、事業計画立案時に行います。何を評価するのか、スタッフ・主催者でよく話し合い、事業の目的に沿って、評価項目を作成します。評価には、さまざまな種類、方法がありますが、本書では事業に関わったスタッフ・主催者、参加者の人たちが、参加した教室についてどのように感じたか話し合い、事業を改善することに着目しています。数字では表すことができない、定性的な評価でもありますし、次章の発展会で話し合う際の資料になるものです。

評価の視点は、①目的・目標の達成、②プログラム内容、③運営、④スタッフ、⑤コミュニケーション（スタッフ間だけでなく、参加者とのコミュニケーション）、⑥全体評価です。

表1 評価の視点

評価の視点	評価のポイント
①目的・目標の達成 ②プログラムの内容 ③運営 ④スタッフ ⑤コミュニケーション ⑥全体評価	・教室の目的やプログラムが参加者のニーズに合っていたか ・プログラムにふさわしい規範や雰囲気が創り出せたか ・参加者の反応（頷き、笑顔や笑い、質問や発言の有無） ・スタッフ相互の役割分担やコミュニケーションは良好だったか ・ファシリテーター、サブファシリテーターとしての技術や態度 ・会場設営やファシリテーターの作成したシナリオの確認を含む 事前準備から教室が終了するまでの一連のプロセス ・参加者に気づきや学びを今後に活かそうとする意欲が感じられたか ・参加者の満足感、スタッフの満足感が得られたか ・教室運営に関する自己評価

参加者の価値観や生き方の理解につなげるためにも、また、ファシリテーター、サブファシリテーターとしての技術を向上させるためにも評価することが大切です。さらに、ファシリテーターだけでなく、スタッフや主催者も教室運営に関する自己評価によって、自身の発想の拡がりや成長につなげていきます。

2 教室開催ごとの評価

　教室開催ごとの評価には「Good・もっと・チャレンジシート」を使用します。「Good・もっと・チャレンジシート」は、教室に関わったすべてのスタッフ・主催者でコミュニケーションをとりながら、評価するためのツールです。「Good・もっと・チャレンジシート」は、企画・プログラム、運営・進行に関する項目、ファシリテーターとしての技術に関する項目、事業を通して個人の成長を確認する項目の計30項目と自由に記入する「Good・もっと・チャレンジを考えましょう」で構成されます（表2）。

　ファシリテーター、サブファシリテーターだけではなく、スタッフや主催者もチェックしてさらなる技術の向上や教室の改善に努めることが必要です。

(1)評価項目
1)企画・プログラム
① 事業企画

　教室の目標・ねらいに関する評価です。教室の目標・ねらいは具体的また明確であったか、教室の目標・ねらいに沿ったプログラムができたかを評価します。

② プログラムデザイン

　教室のプログラムの評価です。教室で用いた教材や手法は適切だったか、プログラムの時間配分は適切だったかを評価します。

③ プログラム評価

　プログラムの内容に関する評価です。参加者は、プログラムの内容を理解し、関心を持つことができたか、参加者は、プログラムの内容をふまえ、実践に活かす意欲が持てたかを評価します。

2)運営・進行
① 運営

　教室の運営に関する評価です。教室の事前準備は十分にできた、教室の受付はスムーズにできた、スタッフ相互の役割分担やコミュニケーションは良好だったかを評価します。

② 進行

　教室の進行に関する評価です。教室のオリエンテーションは適切にできたかを評価します。

3）ファシリテーター技術

① 態度

ファシリテーターとしての態度に関する評価です。参加者の話を一生懸命聞くことができたか、参加者の発言に対し、声を出して相槌や話題を引き出せたかを評価します。

② 尋ね方

参加者への尋ね方に関する評価です。適切な質問を投げかけて、参加者から話題を引き出せたか、開いた質問、閉じた質問を組み合わせたか、参加者に自分の健康問題を自分で考えられる問いかけをしたか、参加者が話しやすい尋ね方をしたかを評価します。

③ 話題の展開

話題の展開に関する評価です。説明は具体的でわかりやすく、正確な内容を心がけたか、発言者の行間をつかんで参加者に内容の共有化ができたか、参加者1人の発言を他の参加者に問題提起したか、AとBの話を結びつけたかを評価します。

④ 返し方

返し方に関する評価です。参加者の発言を要約して返したか、グループワークなどで出た内容を整理し、まとめたか、1つの話題が終了した際に全体の要約をしたかを評価します。

⑤ 全体評価

教室全体の評価です。参加者の良い面に着目して展開したか、参加者の本音の部分を引き出せたか、保健医療従事者として、思いを伝えることができたか、参加者とファシリテーターの発言の比率は適切であったか、話し合いで出されたあるべき論と本音の割合は適切であったかを評価します。

4）成長

① 個人成長

個人の成長に関する評価です。教室を通して充実感を感じることができたか、教室を通して自分自身の成長を感じることができたかを評価します。

（2）Good・もっと・チャレンジを考えましょう

「Good・もっと・チャレンジを考えましょう」は、自由記述欄です。「Good」は、「よかったところ」、「もっと」は、「さらによくするには」、「チャレンジ」は、「今後チャレンジしたいこと」になります。

評価内容の30項目から、あるいは30項目以外の項目で考え、自由に記入します。例えば、教室の周知方法はよかったか、教材の示し方や参加者へ問いかけた後の間のとり方、話すスピードや抑揚、声の大きさはよかったかなど、考えて記入します（表2）

（3）評価方法

　　点数は、5段階で評価します。

　　評価得点は「4点：かなりできた」、「3点：まあまあできた」、「2点：できた」、「1点：ややできなかった」、「0点：できなかった・不明」です。項目ごとの評価得点（4点〜0点）欄にチェックしていきます。

　　教室に関わったすべてのスタッフ・主催者が「Good・もっと・チャレンジシート」に記入し、評価します。記入後は、各項目の評価、自由記述欄の内容についてすべてのスタッフ・主催者で共有し、できたこと、できなかったことを話し合いながら確認します。そして、できたことをさらに良くするにはどうしたら良いか、できなかったことはどうやったら改善できるかなど、改善策について検討し、次の教室に活かしていきます。

【ワーク】他の評価方法にはどんなものがあるか、調べてみましょう。

表2 Good・もっと・チャレンジシート(記入例)
(教室開催ごとの評価)

	記入日	○年　○月　○日
	氏名	新田 のぞみ

糖尿病予防 教室 1回目
Good・もっと・チャレンジシート

　このGood・もっと・チャレンジシートは、教室に関わったすべてのスタッフ・主催者が記入します。該当する評価得点に✔をします。
「Good・もっと・チャレンジを考えましょう」は、Good(よかったところ)、もっと(さらによくするには)、チャレンジ(今後チャレンジしたいこと)を記入します。
記入後は、教室に関わったすべてのスタッフ・主催者のみんなで共有します。

領域	No	カテゴリ	評価内容	4	3	2	1	0
企画・プログラム	1	事業企画	教室の目標・ねらいは具体的また明確であった		✔			
	2		教室の目的・ねらいに沿ったプログラムができた		✔			
	3	プログラムデザイン	教室で用いた教材や手法は適切だった			✔		
	4		プログラムの時間配分は適切だった	✔				
	5	プログラム評価	参加者は、プログラムの内容を理解し、関心を持つことができた		✔			
	6		参加者は、プログラムの内容をふまえ、実践に活かす意欲が持てた		✔			
運営・進行	7	運営	教室の事前準備は十分にできた			✔		
	8		教室の受付はスムーズにできた		✔			
	9		スタッフ相互の役割分担やコミュニケーションは良好だった	✔				
	10	進行	教室のオリエンテーションは適切にできた		✔			
ファシリテーター技術	11	態度	参加者の話を一生懸命聞くことができた	✔				
	12		参加者の発言に対し、声を出して相槌や復唱をした	✔				
	13	尋ね方	適切な質問を投げかけて、参加者から話題を引き出せた			✔		
	14		開いた質問、閉じた質問を組み合わせた		✔			
	15		参加者に自分の健康問題を自分で考えられる問いかけをした			✔		
	16		参加者が話しやすい尋ね方をした			✔		
	17	話題の展開	説明は具体的でわかりやすく、正確な内容を心がけた		✔			
	18		発言者の行間をつかんで参加者に内容の共有化ができた			✔		
	19		参加者1人の発言を他の参加者に問題提起した			✔		
	20		AとBの話を結びつけた			✔		
	21	返し方	参加者の発言を要約して返した			✔		
	22		グループワークなどで出てきた内容を整理し、まとめた			✔		
	23		1つの話題が終了した際に全体の要約をした				✔	
	24	全体評価	参加者の良い面に着目して展開した			✔		
	25		参加者の本音の部分を引き出せた			✔		
	26		保健医療従事者として、思いを伝えることができた			✔		
	27		参加者とファシリテーターの発言の比率は適切であった				✔	
	28		話し合いで出されたあるべき論と本音の割合は適切であった			✔		
成長	29	個人成長	教室を通して充実感を感じることができた		✔			
	30		教室を通して自分自身の成長を感じることができた		✔			

評価得点
　4点 かなりできた　3点 まあまあできた　2点 できた　1点 ややできなかった　0点 できなかった・不明

Good・もっと・チェレンジを考えましょう

Good	(よかったところ) ・参加者の話に相槌をしながら、一生懸命聞くことができた。 ・教室の運営は時間通りに行うことができた。
もっと	(さらによくするには) ・1つの話題が終了した際に全体の要約を行うとさらに良くなると思った。 ・糖尿病の説明では、糖尿病の機序を絵で示すといった教材を工夫するとよかった。 ・参加者への指示の出し方を工夫したり、参加者の思いをもっと引き出せるとよかった。
チャレンジ	(今後チャレンジしたいこと) ・参加者の立場に立って話題を展開することにチャレンジしたい。

渡井さん、前野さん、糖尿病予防教室の評価を Good・もっと・チャレンジシートを使って書いてみました。満足していただけたかと思います。

のぞみさん、いい感じに評価できたね。僕も書いたから、共有しよう。

今後の課題とチャレンジしたいものが明確になりましたね。
次回の糖尿病予防教室に活かしていきましょう。

わかりました。ところで、糖尿病予防教室5回すべてが終了したら、
どのように評価していけばいいのでしょうか。

事業全体の評価を行いましょう。事業評価シートを用いて評価するといいですね。

3 事業全体の評価

　事業全体の評価には、「事業評価シート」を使用します（表4）。事業評価シートの事業評価は、事業企画、プログラムデザイン、運営、進行、成果の5つのカテゴリーで構成されます。事業評価と評価のポイントを表3に示しました。

表3　事業評価と評価のポイント

事業評価	評価のポイント
事業企画	・社会的背景を踏まえた目的・目標だったか ・参加者が実現できそうな企画だったか ・参加者にとって魅力的な企画だったか
プログラムデザイン	・プログラムが目的目標を達成できるものだったか ・手法やアクティビティ（活動）が適切だったか ・時間配分は適切だったか
運　営	・事業の参加案内や事前準備は十分だったか ・スタッフ相互の役割分担は適切だったか ・運営はスムーズだったか
進　行	・事業のオリエンテーションは適切だったか ・参加者への指示の出し方は適切だったか ・グループの活動状況に応じた支援ができたか
成　果	・参加者に気づきや学びを今後に生かそうとする意欲が感じられたか ・参加者同士や参加者とのネットワークが育まれたか ・参加者の満足感、スタッフの満足感が得られたか ・教室を通じて、データの改善がみられたか

① 事業企画

事業の企画の評価です。企画を立案した際の目的・目標が社会的背景を踏まえていたか、参加者が実現できそうな企画であったかなど、参加者の視点に立った評価をします。

② プログラムデザイン

事業のプログラムの評価です。プログラムが目的・目標を達成できるものであったか、手法やアクティビティ（活動）、時間配分が適切であったかなどを評価します。

③ 運営

事業の運営の評価です。事業の参加案内や事前準備、スタッフ相互の役割分担など、事業の運営に関する評価をします。

④ 進行

プログラムの進行の評価です。事業のオリエンテーションや参加者への指示の出し方、グループの活動状況に応じた支援など、プログラムの進行を評価します。

⑤ 成果

事業の成果の評価です。事業の参加を通して、参加者に気づきや学びを今後に活かそうとする意欲が感じられたか、参加者同士や参加者とのネットワーク、参加者の満足感、スタッフの満足感などを評価します。さらに、これらと併せて保健行動（喫煙率、生活習慣など）や健康度（自覚症状、検査所見）を評価指標としてデータの改善がみられたか評価されるとよいでしょう。

（1）評価項目

具体的な評価項目は、表4をご覧ください。評価項目は事業企画が5項目、プログラムデザインが5項目、運営が5項目、進行が5項目、成果が5項目となり、計25項目となります。

（2）評価方法

事業評価シートは、教室運営に参加したスタッフ・主催者それぞれが自己評価します。点数は、5段階で評価します。「4点：期待値をかなり上回った」、「3点：期待値（当初の予定通りできた）」、「2点：期待値を少し下回った」、「1点：期待値をかなり下回った」、「0点：不明（自分には判断できない）」です。評価項目の点数欄の4〜0点のうち、該当するものにチェックをしていきます。また、1点、2点、4点にチェックした項目に対し、その点数をつけた理由を空欄に記入します。これは、自由記述欄であり、次章の発展会の際に意見を述べるためにも記入しておきます。各スタッフが点数を記入したのち、評価の平均点を算出します。

期待値の3点は、期待通りできたことを意味しています。3以上なら期待値を上回っていることになり、3以下なら期待値を下回っていることになります。つまり、平均点が3以下なら、期待値を3にするためにはどうしたらいいか話し合い、改善策を検討します。期待値が3以上なら、さらによりよくするために検討します。本書では、期待値を4点までにしていますが、新たな期待値を作っていただいて構いません。どのレベルに設定するかなど、検討されるとよいでしょう。

表4 事業評価シート（記入例）

（個人記入用）

記入日	〇年 〇月 〇日
氏名	新田 のぞみ

糖尿病予防 事業評価シート

各回の教室を総合して記入してください。該当する数字に✔してください。

1．事業企画	4	3	2	1	0
① 事業の企画意図（背景・目的・目標）は明確だった		✔			
② 事業内容は企画意図に沿った妥当なものだった		✔			
③ 事業は実現性のあるものだった		✔			
④ 事業は参加者にとって魅力的なものだった	✔				
⑤ 事業参加者の想定は適切にできていた		✔			

1、2、4点をつけた理由
・グループ内での気運の高まりは予想以上だった

2．プログラムデザイン	4	3	2	1	0
① プログラムはワークショップの目的・目標を達成するのにふさわしいものだった		✔			
② プログラムは参加者の当事者意識を高め、やる気を引き出すものだった		✔			
③ プログラムは系統立っており、関係性や成果が積み上がるものになっていた		✔			
④ プログラムで用いた手法やアクティビティ等は適切だった		✔			
⑤ プログラムの時間配分は適切だった	✔				

1、2、4点をつけた理由
・プログラムの時間は計画通りに進めることができた

3．運営	4	3	2	1	0
① 事業の参加者選定、参加案内は適切にできた		✔			
② 事業の趣旨は参加者に適切に伝えられ、十分に理解されていた		✔			
③ 事業の事前準備は十分にできた			✔		
④ スタッフ相互の役割分担やコミュニケーションは良好だった		✔			
⑤ 各回の教室の運営はスムーズにできた		✔			

1、2、4点をつけた理由
・教育媒体の工夫がもっと必要だった

4．進行	4	3	2	1	0
① 事業のオリエンテーションは適切にできた		✔			
② プログラムにふさわしい規範やコミュニケーション、雰囲気を創り出せた		✔			
③ 手法やアクティビティ等について説明、指示は適切にできた			✔		
④ グループ状況を的確に把握できた			✔		
⑤ グループ状況に応じた適切な支援ができた			✔		

1、2、4点をつけた理由
・指示の出し方をもう少し工夫すればよいと思った
・気持ち的に余裕がなく、グループの状況を十分に把握できなかった

5．成果	4	3	2	1	0
① 想定していた成果（物）を出すことができた	✔				
② 事業参加を通じて気づきや学びを今後に活かそうという意欲が参加者の中に感じられた	✔				
③ 参加者同士、参加者とのネットワーク、外部組織との協働関係が育まれた		✔			
④ 参加者に満足してもらえる事業だった	✔				
⑤ スタッフとして満足感・達成感が得られた	✔				

1、2、4点をつけた理由
・グループワークでは、活発な意見交換がなされていた
・参加者から教室で学んだ食事や運動を実践しようという雰囲気が伝わってきた

【記入方法】
「4点」＝期待値を上回った　　　　　　　「1点」＝期待値をかなり下回った
「3点」＝期待値（当初の予定通りできた）　「0点」＝不明（自分には判断できない）
「2点」＝期待値を少し下回った

前野さん、糖尿病予防教室の5回すべての評価を事業評価シートに書いてみたのですが。どうすればいいでしょうか。

のぞみさん、僕も書いたので、共有したいと思います。

私も評価しました。それでは、皆さん事業評価シートを持って集まってください。発展会を行いましょう。

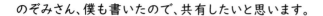

改善（発展会）

　教室を改善するためには、教室が終了した後で、教室に参加したスタッフ・主催者が集い、教室の運営や参加者の反応などに関する振り返りを行います。反省会やカンファレンスではなく、これからよりよくするために、発展会と呼んでいます。発展会は教室終了ごとに、またすべての教室が終了した際にも行います。

【この章のポイント】
① 発展会とは何か、発展会の意義について学習します。
② 発展会の進め方について学習します。
③ 事業終了後、「事業評価シート（総括表）」を用いて評価します。

Ⅰ　発展会とは何か

（1）発展会とは

　発展会とは、教室の企画・進行・参加者の反応などを教室に参加したスタッフ・主催者で意見交換し、教室運営をさらによいものにするために行われるものです。意見や学びを、さらに発展させるという意味があります。

（2）発展会の意義

　発展会では、教室運営に関するさまざまな意見の交流が図られます。また、ファシリテーターやサブファシリテーターだけでなく、スタッフ・主催者にも新たな気づきをもたらし、教室運営に参加した全員が学びを深めることができます。そして、その気づきや学びを次回の教室運営に活かすことができます。

2 発展会の進め方

　発展会は、教室に参加したスタッフ・主催者が記入した　Good・もっと・チャレンジシート、事業評価シートをもとに、意見交換します。司会進行は、ファシリテーター、サブファシリテーター以外のスタッフが担当します。意見交換にはルールがあり、他者の意見を否定・批判しないこと、そして、教室運営に関する自分の意見を簡潔に述べることです。時間は発展会に参加する人数にもよりますが、1人2分～3分程度とし、全体の時間を1時間程度とすることが望ましいです。

　ポイントとして、「よかった点」から、「さらによい教室にするために」の順で進めること、2つ目のポイントとして、ファシリテーターを尊重し、主体性をもった評価にするためにファシリテーター自身の振り返りから始めます。こうすることで、チームの関係性も発展させることができます。

（1）全体の感想：良かった点

　最初に教室運営に関して、全体の感想を交えながら良かった点について述べていきます。
　司会進行は1人何分、以下の①から④の順で話すように進めていきます。

① ファシリテーター

　ファシリテーターは、自身が行った教室運営について振り返り、良かった点を述べていきます。教室の目的・目標の達成度、教室の内容、時間の配分、自身の話し方やスピード、間の取り方、立ち位置や指示の出し方、教材の用い方、参加者の反応など総合的に判断します。その中で自身がよかったと思ったことを率直に述べます。

② サブファシリテーター

　サブファシリテーターも、ファシリテーターと同様に自身が行った教室運営について振り返り、総合的に判断し、良かった点を述べていきます。ファシリテーターと共に教室運営をした立場で、ファシリテーターとの協力の視点も盛り込みます。

③ スタッフ・主催者

　スタッフ・主催者としての視点だけではなく、教室に参加した参加者の視点から、教室の運営に関して良かった点を述べていきます。特にファシリテーターやサブファシリテーターの参加者に対する対応、質問の仕方や立ち位置、時間配分など、客観的に評価します。また、アンケート調査や聞き取り調査の結果も含めて評価します。

④ 参加者 （可能であれば）

　発展会への参加が可能であれば、参加者にも参加してもらいます。教室に参加した感想や良かった点を述べてもらうとよいでしょう。スタッフ・主催者では、気づかなかった視点や意見をもらうことができます。

（2）さらによい教室にするために

　　次に、さらによい教室にするためにどうしたらよいかの視点から意見を述べます。

　これは、指摘ではなく、教室をよりよくするための提案であり、改善の方向性を示すものとなります。意見の交流により、教室に参加した全員が刺激を受け、自身の知識、技術、態度をさらに発展させていくことができます。これは、まさに発展会の中核をなすものです。

① ファシリテーター

　　ファシリテーターは、自身が行った教室運営について、「こうすればさらに良くなる」という視点から思ったことを述べます。つい、「こうすればよかった」という反省になりがちですが、これは発展会です。「次回はこうしていきたい」という抱負を述べます。

② サブファシリテーター

　　サブファシリテーターも、ファシリテーターと同様に自身が行った教室運営について「こうすればさらに良くなる」という視点から思ったことを述べます。ファシリテーターとの協力の視点も盛り込みます。

③ スタッフ・主催者

　　スタッフ・主催者としての視点はもちろんのこと、教室に参加した参加者の視点から「こうすればさらに良くなる」ことを述べていきます。根拠となる理論や、今までの学習成果などもふまえ、知識、技術、態度など、改善の方向性を示すことが重要です。お互い成長していくという姿勢が スタッフ・主催者に求められます。

④ 参加者 （可能であれば）

　　教室の参加者からも「こうすればさらに良くなる」という視点で意見を述べてもらいます。

　　スタッフ・主催者では気づかなかった、新たな気づきや学びを得ることができます。

3 事業終了後の評価

　事業が終了したら、ファシリテーターとサブファシリテーターで事業評価シートの集計と発展会で出された意見などをまとめます。事業評価の事業企画、プログラムデザイン、運営、進行、成果の評価を行います。評価は、①②③④の順に進めていきます。

① 事業評価シート集計用（表5）の入力
　　発展会終了後、教室に参加した企画メンバーの事業評価シートを集めて、事業評価シート集計用に入力します。参加者は、発展会に参加した人数（事業評価シートを記入した人数）です。参加者の人数を入力することで、平均値が算出されます。
　　まず、最初に各項目の合計を入力してください。入力すると平均値が出力されます。欄外の「良かった点」、「こうすればもっと良くなる点」、「全体の感想」は、発展会で出された意見を記入します。箇条書きで記入されるとよいでしょう。

② 事業評価統括表（表6）の出力内容の確認
　　事業評価総括表には、事業評価の5つのカテゴリーの平均値が出力され、さらにその平均値がレーダーチャートに表記されます。事業評価集計結果の平均は、事業評価シート集計用と連動しているため、事業評価シート集計用に出力された平均値が必然的に出力されます。さらに、レーダーチャートにその平均値が表記されます。
　　事業評価の事業企画、プログラムデザイン、運営、進行、成果の5つのカテゴリーのなかで、どの項目が高かったのか、逆にどの項目が低かったのか、確認ができるため、次回にむけての課題が明らかになります。

③ 事業評価統括表の事業評価の記入
　　事業評価集計結果を踏まえて、事業評価の5つのカテゴリーの総括と課題を記入します。

④ スタッフ・主催者に送信、修正後データ保存
　　事業評価シート集計用と事業評価総括表をスタッフ・主催者に送信し、意見をもらいます。変更があれば修正し、修正後はデータを保存します。

　これらの評価を蓄積していくことで、長期的視点に立った評価も可能になります。
また、スタッフ・主催者間で学習効果の確認ができ、共通認識をもって今後の教室運営にあたることができます。

表 5　事業評価シート　集計用（記入例）

（集計用）

記入日	○年　○月○日
記入者	新田　のぞみ

糖尿病予防 事業評価シート 集計用

参加者　7名

1．事業企画	合計	平均
① 事業の企画意図（背景・目的・目標）は明確だった	25	3.57
② 事業内容は企画意図に沿った妥当なものだった	23	3.29
③ 事業は実現性のあるものだった	23	3.29
④ 事業は参加者にとって魅力的なものだった	25	3.57
⑤ 事業参加者の想定は適切にできていた	22	3.14
集計結果	118	3.37

2．プログラムデザイン	合計	平均
① プログラムはワークショップの目的・目標を達成するのにふさわしいものだった	23	3.29
② プログラムは参加者の当事者意識を高め、やる気を引き出すものだった	23	3.29
③ プログラムは系統立っており、関係性や成果が積み上がるものになっていた	22	3.14
④ プログラムで用いた手法やアクティビティ等は適切だった	20	2.86
⑤ プログラムの時間配分は適切だった	25	3.57
集計結果	113	3.23

3．運営	合計	平均
① 事業の参加者選定、参加案内は適切にできた	23	3.29
② 事業の趣旨は参加者に適切に伝えられ、十分に理解されていた	20	2.86
③ 事業の事前準備は十分にできた	20	2.86
④ スタッフ相互の役割分担やコミュニケーションは良好だった	25	3.57
⑤ 各回の教室の運営はスムーズにできた	20	2.86
集計結果	108	3.09

4．進行	合計	平均
① 事業のオリエンテーションは適切にできた	22	3.14
② プログラムにふさわしい規範やコミュニケーション、雰囲気を創り出せた	20	2.86
③ 手法やアクティビティ等について説明、指示は適切にできた	16	2.29
④ グループ状況を的確に把握できた	16	2.29
⑤ グループ状況に応じた適切な支援ができた	18	2.57
集計結果	92	2.63

5．成果	合計	平均
① 想定していた成果（物）を出すことができた	23	3.29
② 事業参加を通じて気づきや学びを今後に活かそうという意欲が参加者の中に感じられた	25	3.57
③ 参加者同士、参加者とのネットワーク、外部組織との協働関係が育まれた	22	3.14
④ 参加者に満足してもらえる事業だった	25	3.57
⑤ スタッフとして満足感・達成感が得られた	20	2.86
集計結果	115	3.29

＊良かった点
　　・参加者に苦手なことにチャレンジしようとする雰囲気が生まれた
＊こうすればもっと良くなる点
　　・グループの意見を拾い、フロアで発表し、共有できるともっと良かった
＊全体の感想
　　・スタッフ同士、協力して教室を運営した

表6　事業評価総括表（記入例）

糖尿病予防 事業評価集計結果

1．事業評価集計結果

	平均
事業企画	3.37
プログラムデザイン	3.23
運営	3.09
進行	2.63
成果	3.29

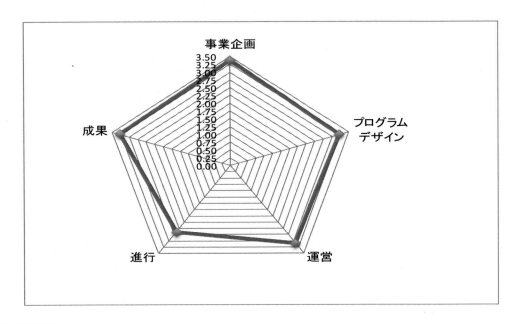

2．事業評価

　　　　事業評価集計結果を踏まえて、各カテゴリーの総括と課題を整理し、次回に活かします。

事業企画	・事業は参加者の生活に活かせる実現性のあるものだった ・企画意図が明確だった
プログラムデザイン	・ペアワーク、グループワークによって学びが深まりよかった ・プログラムがしっかりしていた
運営	・スタッフ間でのコミュニケーションがよく、助け合えた
進行	・全体への投げかけがオープンすぎたので絞れると良かった ・グループワークの進行状況をもう少し把握できるとよかった
成果	・参加者の今後に活かそうという意欲が感じられた ・プログラムが充実しており、参加者に満足してもらえた

評価・改善のまとめ

　この章では、評価・改善について述べてきました。教室開催ごとの評価には「Good・もっと・チャレンジシート」を、事業全体の評価には、「事業評価シート」を使用するとよいことを述べました。これらのシートを使用することで、企画、実施、結果のプロセスが可視化でき、ファシリテーターとしての技術の向上や教室運営の改善に活かすことができます。さらに参加者のアンケートや聞き取り調査の結果や検査値の変化なども併せて把握することで事業全体の評価・改善に活かすことができます。また、発展会を行うことで、スタッフ、参加者の気づきや学びが共有でき、さらなる発想の転換や個人の成長も促すことができます。

　「Good・もっと・チャレンジシート」と「事業評価シート」ですが、そのままお使いいただいても結構ですが、事業の目的や内容に応じて、評価項目の追加・修正や評価基準は独自に決められるといいでしょう。

のぞみさん、事業評価シートを使ってみてどうでしたか？

はい。プログラムデザインに関しては、企画書とシナリオの準備の段階で、先輩方から助言をいただき、練り上げたものですから、手法も、時間配分もよかったと思います。ただ…

それはよかったね。ただ…どうしたの？

はい。ただ、運営と進行の質問や指示の出し方、参加者の思いを引き出すことができたのかなど、実践にはまだまだ課題があると思いました。
発展会で皆さんからいただいた意見を参考に、次回の教室運営に活かせるよう、チャレンジしていきたいと思います。

そうね。尋ね方や思いを引き出すことはそう簡単にはいかないものよ。
今回、Good・もっと・チャレンジシートや発展会であなたの課題が明らかに
なったので、今後はそれを改善するように努力と経験を積んでいくことが
大切ですね。
事業評価シートも含め、次の事業を計画するときにも役立つわよ。

※Good・もっと・チャレンジシートや事業評価シートは、ヘルシーBox のホームページより、ダウン
ロードしてご使用ください。事業評価シート集計用は各スタッフの点数を入力していただくと、
平均値が算出されます。どうぞご自由にご活用ください。

【引用文献】
1）森晃爾編：保健指導スキルアップワークブック．行動変容を促すプロをめざす人のために．
　　法研，2005．

【参考文献】
・石川雄一：ステップアップの為の評価方法．「健康学習」コンセプトノート実践編．p.47-51，
　日本ヘルスサイエンスセンター，1998．
・志賀誠治：2016年度ヘルシーBox 研修資料「事業の企画と評価」．
・燕市保健センター：2004年度健康学習学会資料「ステップアップ評価表」．

コラム

参加者のやる気を高める"コツ"

　みなさんは、教室の参加者に一生懸命説明しても、相手の心に響かない、やる気を高めるのは難しいと思ったことはありませんか？　実は、参加者のやる気を高めるには"コツ"があります。その"コツ"とは、自己効力感を高めていくことです。自己効力感とは、目的とする結果を得るために「自分は必要な行動をとることができる」という自信のことです。自己効力感が高いほど、その行動をとる場合のストレスを感じにくく、うまくできるのだと考えられています。

(1) 自己効力感を生み育てる要素

　① 過去の制御体験

　　　ある行動に対して成功したり失敗したりした過去の経験を指します。

　② 代理体験

　　　他人の行動の成功や失敗を見ることを指します。

　③ 社会的説得

　　　信頼をおく人からの直接の励ましのことを指します。

　④ 情報喚起

　　　行動を起こそうとするときに伴う情動がネガティブに受け取られる場合には自己効力感は低下し、ポジティブに受け取られる場合には自己効力感が上昇するというものです。

(2) 自己効力感を高める方法

　① 小さな目標設定

　　　小さな目標から始め、段階的な目標達成を目指します。例えば、1日10分だけ運動するといった実現しやすい目標を設定し、次は15分というように段階的に目標をあげていきます。

　② 自己報酬

　　　目標に達したところで報酬をあげます。

　　　例えば、体重を3kg減量するという目標が達成できたので、自分への褒美として欲しいものを購入するなどがあります。

　③ モニタリングと強化

　　　これまで成し遂げたことを振り返り、達成感を感じて自己効力感を高めます。

　　　例えば、禁煙マラソンにチャレンジして、42日間禁煙できたことを振り返り、達成感を感じるなどがあります。

＊人の行動を変えるためには、自己効力感を高めることが重要です。これらの方法を用いて、参加者の自己効力感をコツコツと高めていきましょう。

引用文献：戸ケ里泰典: 保健行動・健康行動を生み出す「力」. 中村裕美子著者代表,
標準保健師講座②公衆衛生看護技術. p.59～60, 医学書院, 2020.

V　ヘルシーBox の活動

シナリオ事例集

この章ではシナリオを紹介します。

1 セルフケア研修（睡眠）
2 介護予防事業
3 人生100年健幸講座

　内容は、企画シート、実施要領、プログラムデザイン、シナリオです。併せて各シナリオの最後に工夫したことや今後の課題コメントを記載しています。

　新たな生活様式を余儀なくされているコロナ禍においては、実践がしにくい内容がありますが、コロナが収束し、これまでのように参加者の方々と話し合い、交流ができる健康教育の再開を願いながら作成しました。

【シナリオに出てくる略語の定義】

略語		定義	本書参考ページ
P	課題達成機能	リーダーシップ行動論の PM 理論の要素	p39 ⑦めやすを定める
M	集団形成機能		p49 コラム PM 理論とは
KP	紙芝居プレゼンテーション	コピー用紙などに要点を書き、紙芝居のように提示して話を進めるプレゼンテーション手法	p39 ⑨内容と手順を定める、p56 表3 教室運営 必要物品 p70 （3）情報の伝え方
GW	グループワーク	ファシリテーターからの課題を、4名〜6名のグループで話し合う。自分の健康意識や生活を振り返る、健康行動を共有するなどの目的で行われること	p39 ⑧内容と手順を決める p64 （1）グループワークの進め方
FS	フロアシェア	グループワークや個人の意見を全体に共有し、話題を展開すること	p39 ⑧内容と手順を定める p69 ⑤話題を広げ全体への展開（フロアシェア）
WB	ホワイトボード	参加者の意見をまとめたレクチャー時などに使われる、滑らかなつやのある白い板　白板（はくばん）ともいう	

Ⅰ　セルフケア研修（睡眠）

　産業保健活動の一環として年１回社員向けにセルフケア研修を実施することを想定して作成しました。
この研修の目的は、「社員が就業にあたって、安全衛生に関する知識等を得て、健康に働き続けること」
です。会社の健康課題や社員のニーズ、社会動向などを鑑み企画したものです。

企画シート

事業名：セルフケア研修			
与えられた条件	想　い	強み・資源	ニーズ・社会動向
□ 年１回人事部が企画するセルフケア研修 □講師：社内保健師 □社内セルフケア担当 □会議室１使用	社員の中には肩こり、腰痛、頭痛、眼精疲労などの自覚症状を持ち健康不安を感じながら仕事に従事している者がいる。日頃の体調や気分を振り返り、睡眠と関係していることに気づいてもらいたい。仕事と健康のバランスを考えるきっかけとなる時間にしていただきたい。	業務時間内に研修を受けることができる。社内に仮眠室がある。年１回ストレスチェックを実施している。産業看護職への相談窓口がある。	健康診断の問診票から、20〜50歳代のすべての年代に「日中眠気を感じた」と回答する割合が40％以上あった。睡眠の質が落ちると経済損失があるという報告もある。会社は社員自ら心身の体調管理に取り組み、健康的に仕事に従事してほしいと考えている。毎年セルフケア研修のテーマは社員アンケートを参考に決めており、今年は睡眠に決定した。

事業趣旨：病院に行くほどではないが体調不調を訴える社員がいる。健康に不安を持ちながら、仕事を優先している。残業で帰宅が遅く余暇時間は少ない。十分な睡眠時間が確保できず、朝食も摂らずに出勤する社員もいる。例年会社は、いきいきと仕事ができるように社員のニーズにあったセルフケア研修を企画したいと考えており、社員から、研修のテーマについてアンケートを取っている。睡眠に対する関心が約3割あったことから今年度は睡眠をテーマにした。睡眠の質が落ちると経済損失があるというデータがあり、会社は睡眠を入り口に社員の健康と仕事のパフォーマンスを見直す方針である。

目的（目標）	睡眠が体調や仕事に影響することがわかり、睡眠の取り方を見直そうと思うことができる
ねらい	① 日頃の体調や気分が睡眠に関係していることを振り返ることができる（P） ② 睡眠の取り方のコツを知ることができる（P） ③ 日中の時間帯の質を良くするため、睡眠の取り方を見直そうと思うことができる（P） ④ 参加者同士で各自の取り組みを承認し応援することができる（M）
コンセプト	睡眠を通して自分らしく健康的に生活することについて考えてみよう

手法・ツール	評価指標	対象・回数・実施日
ペアワーク グループワーク パワーポイントを使った講義 「生活リズム健康法」（社会人用）用紙 [1]	「生活リズム健康法」（社会人用）用紙を使い研修前と１か月後で比較	対象：健康診断時に行う問診表の質問項目「睡眠で休息が取れている」に「いいえ」のチェックがある方から16名程度募集 〇年〇月〇日　（90分）

実施要領シート

<table>
<tr><td colspan="3" align="center">セルフケア研修実施要領</td></tr>
<tr><td>1</td><td>目　　的</td><td>睡眠が体調や仕事に影響することがわかり、睡眠の取り方を見直そうと思うことができる</td></tr>
<tr><td>2</td><td>対　象　者</td><td>健康診断時に行う問診表の質問項目「睡眠で休息が取れている」に「いいえ」のチェックがある方から参加を募る　16名程度</td></tr>
<tr><td>3</td><td>周 知 方 法</td><td>問診票の質問項目から該当者にメールで案内を送る</td></tr>
<tr><td>4</td><td>内　　容</td><td>参加型のセルフケア研修
自らの生活や体調、気分を振り返り、睡眠との関係を理解する
睡眠のとり方のコツを学び、生活をイメージしながら「生活リズム健康法」用紙から行動を選ぶ　1回のセミナー（90分）</td></tr>
<tr><td>5</td><td>スタッフ</td><td>社内保健師　社内ヘルスケア担当</td></tr>
<tr><td>6</td><td>日　　時</td><td>○年○月○日（○）　13時00分から14時30分まで</td></tr>
<tr><td>7</td><td>場　　所</td><td>会議室1</td></tr>
<tr><td>8</td><td>予　　算</td><td>資料代</td></tr>
<tr><td>9</td><td>評　　価</td><td>「生活リズム健康法」（社会人用）用紙を使い研修前（当日）と1か月後で比較する
事業評価シートで事業全体を評価する</td></tr>
</table>

プログラムデザイン（企画詳細）

事 業 名　：セルフケア研修事業
教室タイトル：質のいい睡眠は仕事の効率アップ
サブタイトル：いつもの睡眠にプラスα
日時／場所：〇年〇月〇日（〇）13:00～14:30　会議室1
目　標：睡眠が体調や仕事に影響することがわかり、睡眠の取り方を見直そうと思うことができる
ねらい：
①日頃の体調や気分が睡眠に関係していることを振り返ることができる（P）
②睡眠の取り方のコツを知ることができる（P）
③日中の時間帯の質を良くするため睡眠の取り方を見直そうと思うことができる（P）
④参加者同士で取り組みを承認し応援することができる（M）

時　間　参加者の感情　感情の変化	ね　ら　い　め　や　す	内容（手順）	留　意　点　準　備　物
13:00 誰が参加しているのかな～? どきどき（不安） →とりあえず参加してみよう　同じ思いの参加者がいて安心	緊張をほぐし、気持ちを整える。今日の目的や流れの確認をする P：本日のゴールを共有する M：リラックスした気分で何でも話をしてよい雰囲気を作る	「生活リズム健康法」用紙は事前に送り、受付で回収　持参しなかった人はその場で記入してもらう ①あいさつ全員で挙手 ②アイスブレイク 　自己紹介（10分）GW ③今日の目的、目標確認 （2分）	用紙は事前に記入し学習意欲を高める コピーして返却 自由席（4人グループ） 受付簿 パソコン プロジェクター ホワイトボード・ペン 「生活リズム健康法」用紙
13:15 日頃の睡眠はどうかな? 自分はどうだろう →疑問を解消したいお得な話が聞けそう	体調や気分が睡眠と関係していることへの気づきを促す P：日頃の体調と睡眠の関係を振り返る M：参加者同士話すことで、睡眠が日中の活動や気分を左右する要素であるとわかる	①日頃の健康や気分を振り返る（2分） ②体調や気分と睡眠の関係を振り返る（10分） ③「生活リズム健康法」の感想や疑問を出す GW、FS（15分）	フロアからの意見や疑問を拡げる パワーポイント
13:50 自分の睡眠にも関係するから聞いて帰ろう なるほど、でもできるかな?　→やってみようかな　生活が変えられるかな	睡眠の質を上げるコツを知る P：日中の活動がいきいきとしたものになるため睡眠の取り方を学ぶ M：参加者同士話すことで、睡眠の効果や取り方について情報が整理できる	①「生活リズム健康法」項目の解説をする（20分）挙手 ②情報整理と共有をする GW、FS（5分）	講義内容や伝えたいことに話し合いが誘導されないよう、自由な意見が出せるように配慮する パワーポイント
14:15 やれることを探そう やってみようかな→やってみよう　小さいことから始めてみよう	自分がやれることを決める まとめ P：自分のできそうなことを決定する M：本日の学びを共有しお互いの意欲を高める	①今日の振り返り ②生活に落とし込んだ行動目標を考える　個人（2分） ③行動目標をグループで発表 ④応援メッセージを書いてもらう（8分） ⑤今日のまとめ（5分） ⑥1カ月後の「生活リズム健康法」用紙の記入説明、アンケート記入	睡眠の生活評価のため、1カ月後に「生活リズム健康法」用紙をメールで送ることを説明する

シナリオ（教室運営シート）

教室運営シート				
講座タイトル	質のいい睡眠は仕事の効率アップ			
サブタイトル	いつもの睡眠にプラスα			
日　　時	○年○月○日○曜日　13時00分～14時30分（90分）			
目的（目標）	睡眠が体調や仕事に影響することがわかり、睡眠の取り方を見直そうと思うことができる			
ねらい	①日頃の体調や気分が睡眠に関係していることを振り返ることができる（P） ②睡眠の取り方のコツを知ることができる（P） ③日中の時間帯の質を良くするため睡眠の取り方を見直そうと思うことができる（P） ④参加者同士で各自の取り組みを承認し応援することができる（M）			
流　　れ	13:00～13:15（15分）　　挨拶　アイスブレイク（自己紹介）今日の目的・目標 13:15～13:50（35分）　　体調、気分、睡眠の関係を振り返る 13:50～14:15（25分）　　睡眠の質を上げるコツを知る 14:15～14:30（15分）　　今日の振り返りと行動目標を決める 　　　　　　　　　　　　　　1カ月後の「生活リズム健康法」用紙の記入説明			

めやす	時　間	内　　容	物品等
本日のゴールを 共有する ①挨拶 ②アイスブレイク （自己紹介）	13:00	担当A みなさんこんにちは。セルフケア研修、「質のいい睡眠は仕事の効率アップ」を始めます。今日のファシリテーターを務めますAです。今日のテーマからしっかり寝てしっかり働きましょうという会社の思いが伝わるテーマだと思った方もいるかもしれません。みなさんはどんな気持ちで参加されているでしょうか？今の気持ちをまずは聞いてみたいと思います。3つの中から選んで手を挙げてください。 ①とりあえず申し込んだから来た ②仕事の一環として来ている ③どんな話か楽しみ　　　　　　　　※もう一度復唱して聞く。 ①の方②の方③の方 今日のテーマの睡眠に興味を持った方もいると思います。もしかしたら最近の体調や健康に不安をお持ちで参加してみようかなと思った方もみえるかもしれませんし、素朴に誰が参加しているの？何をするの？などドキドキの気持ちの方もいると思います。 今回の研修には16人の方が参加してくださり、自由席で4つのグループに座ってもらいました。私もどんな方が来てくださっているのかなと気になっています。今日は4人でグループワークの時間もありますので、今からは、グループ毎で自己紹介の時間を取りたいと思います。 一人ずつ自己紹介からしていきましょう。自己紹介は3つの事を話してもらいます。①名前②所属そして③「一日の中で私、こういう時間、ほっとする。またはこういう時間が好きだよな～」について一人1分程度でご紹介ください。 まずは遅くなりましたが私から自己紹介をします。「私は○○の□□□□です。私が一日の中でほっとする時間は家に帰って化粧を落として部屋着に着替えた時です。なんとなく鎧を下した気分になりほっとする瞬間です。」 こんな風に一人ずつ行いますが、まず自己紹介の順番から決めていきます。今日、グループの中で一番早起きだった方を選びましょう。テーブルの中央に体を向けて、まずどなたが早起きさんだったか選んでください。 はい、どなたが一番早起きさんだったでしょうか？手を挙げて下さい。今、手を挙げた方から順番に時計回りに一人1分で行っていきましょう。　　　　　　　では、どうぞ。	プロジェクター （スイッチは入れておく） 挙手 GW パワーポイントで自己紹介の内容を提示する 挙手

		だいたい終わったようですね。一旦全員前を向きましょう。日頃ほっとできる時間や好きな時間について聞きました。今日のテーマでもある睡眠の時間がほっとできる時と言われている方もいました。晩酌の時間や入浴、趣味などに没頭している時間がほっとできるという方もいます。自分にとって好きな時間やちょっとほっとする瞬間というのは、自分に戻れる時間でもあり、リラックスできる時間のようですね。 日頃私たちはほっとできる時間を無意識にとっています。睡眠も無意識にとりながら、体や心を休める時間になっています。時には無理をしても「一日寝れば大丈夫」と思える睡眠がとれると嬉しいですよね。今日は90分の研修の中で睡眠について学び、自分らしく充実して過ごすことについて考えていきましょう。	
自分の睡眠を振り返り、体調と気分と睡眠の関係の気づきを促す ①日頃の体調や気分を振り返る	13:15	それでは早速はじめていきます。 　ここ最近の体調について、まずは振り返ってみましょう。日頃、健康だと思いますか 　　　①まあまあ健康 　　　②あまり健康ではない 　　　③あまり考えたことがない、わからない 　近いものに手を挙げてください。　　　※もう一度復唱して聞く。 ①の方②の方③の方 まあまあ健康だな、あまり健康ではないにそれぞれ手を挙げていただきました。 　改めて伺います。今日はまあまあ元気だなと思うのはどんな体調や気分の時でしょう？　　　　　　　　　お隣の方と1分お話ください。	挙手
		1分経ちました。一旦前を向きましょう。 　気分が明るい、体が軽い、運動をしている時…など話が出ていましたね。　　　　　　　　　　　　　（ペアワークの話題を話す）	ペア ファシリテーターがグループの声を拾う。
②体調、気分と睡眠の関係を振り返る		今度は、今日はいまひとつだと思う気分や体調はどんな時でしょうか？ もう一度お隣の方と1分お話してみましょう。	ペア
		1分経ちました。一旦前を向きましょう。 　頭がぼっとする、胃がもたれている、風邪をひいている、好きなお酒が飲みたくない…など話が出ていました。（ペアワークの話題を話す） 　みなさんは日頃調子を整える、元気良く過ごすために、反対に今一つ元気が出ない時、どんなことに気を付けて過ごしたいと思っていますか。 　今度はグループで出来るだけ、たくさんあげてください。2分でお願いします。 　（グループで何が話されているかを把握して、フロアシェアの展開を考慮する。）	GW
		2分経ちました。グループでどんな話題がでていましたか？ ○○さん、グループで話して印象に残った話や、○○さん自身、元気さや調子はどんなことで整えていますか？ 　（無理をせずにつつがなく今日を終わらせるよう意識する。飲みすぎない。食べ過ぎない、肩こり、腰痛のメンテナンスをする。寝不足を解消する。仕事のペースを落とす。休息を十分とる。おいしいものを食べる。仕事以外の趣味に没頭する。身体を定期的に動かしている。）	FS 体調、元気はどんなことで整えているかホワイトボードに書く
		元気を保つ、取り戻す、体調を整える方法は人それぞれですね。 　今日のテーマの睡眠に関しても、十分な睡眠や熟睡感は元気さや健康につながっているようです。	
	コメント1	ところが寝不足を自覚していない人もいます。私の同僚の話ですが、仕事の打ち合わせをしていると、時々眠そうにしているので、睡眠不足かなと思うことがあります。でも、本人は夜中、寝る間を惜しんで趣味に没頭できる活動があるからこそ元気だと言います。	

		みなさんにお聞きします。みなさんの同僚で仕事に影響がでていそうなくらい眠そう、寝不足だろうと思うのはどんな態度をしている人でしょう。グループで2分お話ください。 （会議の最中にうつらうつらしている、仕事中に手が止まっている、昼休みに寝ている、髪の毛がはねている…）	GW
		今、お話いただいた眠そうな人がもし気楽にお話できるあなたのご友人なら、どんな風に声をかけますか？1分、グループで話してみましょう。	GW
	工夫1	グループで出た話はどんな話でしたか？（眠そうだね、昨日は遅かった？仕事が忙しい？昨日は残業だった？昨日の夜は熱帯夜だったからね。）と聞きますね。このように寝不足になる原因がいろいろ出ていましたね。経験的にもいくつも出てきます。	FS
		睡眠不足の自覚のある人も自覚のない人も今、返却しています「生活リズム健康法」の用紙に答えてもらった「寝つき」「日中のすっきり度」「熟睡度」の3つの点数が低いと健康不安や健康に自信が持てない、日中眠くなるといった原因になります。	「生活リズム健康法」用紙返却
③睡眠生活チェック票をつけ疑問や感想を出す		ここからは寝不足の自覚のない人も寝不足の自覚のある人も、睡眠の工夫によって質の良い眠りをとることで、元気な方は元気に、日中元気がでない方は元気が回復できる睡眠がとれるように一緒に考えていこうと思います。今から事前に書いてもらっておいた「生活リズム健康法」用紙をお返しします。	
		事前に答えていただいていた「生活リズム健康法」用紙は日頃の睡眠の取り方を振り返ってもらったのですが、答えてみた感想や思ったこと、疑問等をグループでお話ください。（3分）	GW
		3分経ちました。グループで話題になった話を聞かせてください。健康情報番組や記事で見たことがある、聞いた事のある内容、今の生活には取り込みにくい内容ということが話題に上がっていたグループもありました。睡眠時間が話題に上がっていたグループもあったようですね。みなさんの話の中で、質の良い睡眠のとり方について話題にでていましたね。 （フロアから出た意見や疑問はファシリテーターが回答はせず、〇〇さんは〇〇と言われていますが皆さんはどうですか？など出た話を拡げ、次のセッションにつながりや期待が持てるようにする。）	FS
睡眠の質を上げるコツを知る。 ①チェック票を使い睡眠の取り方を学ぶ	13:50 コメント2	ここからは睡眠プラスαを3つのキーワードにして話します。「生活リズム健康法」用紙の項目に関連する内容についてスライドを使いながら解説を進める。（20分）根拠を示し、内容が直接行動目標につながるようにする。 （講義内容は睡眠習慣セルフチェックノート参照）	ホワイトボードは横に移動しプロジェクターに変える
		プラスαの一つ目のキーワードは「体内リズムを整える」です。「生活リズム健康法」用紙の1，12，13番にバツが付いている方は「体内時計」を整える「太陽の光」「食事」「休日の過ごし方」に注目することで日中の疲労の軽減や朝の熟睡を実感できる睡眠に近づきます。	
		私たちは体内時計があります。この時計が崩れると眠りのリズムが乱れます。体温や血圧調整、ホルモン分泌、代謝に至る生命に大切な働きも調整しているので、リズムが崩れると体調に影響してきます。もともと体内時計は25時間と長く、それを24時間にリセットしているのが太陽の光です。やる気ホルモンのセロトニンというホルモンが光により分泌され、夜には眠気を誘うメラトニンというホルモンを出すという関係になっています。	
		因みに夜に出るメラトニンホルモンは抗酸化作用があり、老化防止に関係するホルモンです。美容効果もあるので寝ることは美容に効果があることの由縁です。	

		太陽の光の次は食事についてです。3度の食事は規則正しくとっていますか?朝昼夕と食事をとっている方はどのくらいみえるでしょう?手を挙げてください。 ありがとうございます。思ったより多くとられていますね。 お腹が空いたなと思って時計を見るとだいたい同じ時間だったというのも、リズムのお陰です。特に朝ごはんは生活リズムに大きく影響するといわれているので良い睡眠のためにもお勧めです。 「体内時計を整える方法」の最後は休日の過ごし方です。休日は目覚ましをかけずゆっくり寝られるのがうれしい時間という方もいると思います。 休日の朝はどんなふうに起きているでしょう。 3つの選択から近いものに手を挙げてください。 　①いつもより早く起きる。 　②いつもと変わらない。 　③遅く起きる　　　　　　　　　　※①②③を復唱する。 いつもより遅く起きるという方もおみえでしたが注意したいのが休日の寝だめです。体内時計がずれ、時差ボケになりやすくなります。休日の寝坊は2時間以内にすると影響が少ないといわれています。 2つ目のキーワードは「照明を控える」です。 「生活リズム健康法」用紙の7,11にバツのついているという方は働き世代の方に多いと思います。朝の太陽によってメラトニンというホルモンが分泌を始め、夜にピークを迎え眠気を誘います。この眠りのモードを妨げるのが、パソコンや携帯電話のブルーライトの光です。せっかくの自然の眠気を飛ばしてしまうので、いざ入眠しようとしても疲れているのに、寝つけないということが起こります。 帰宅後はテレビの視聴、パソコン、携帯の使用を控え、部屋の明かりは150〜200ルクスに薄暗くし、寝室に携帯を持ち込まない等の光の工夫によって強い光を目に入れないようにすることがお勧めです。 3つ目のキーワードは「ホルモン活用」です。 「生活リズム健康法」用紙の2,6番がバツの方はやはり働き世代の方に多いと思います。 　最近食べる量は変わっていないのに太ってきたという方はおみえではないでしょうか。睡眠不足が原因の一つかもしれません。空腹感が強くなってストレスホルモンのグレリンが増加し、食欲を抑えて代謝を促すホルモンのレプチンが低下します。この2つのホルモンバランスが崩れると肥満になりやすいといわれています。 また脂肪を蓄積する蛋白の BMAL は午後10時から午前2時頃停滞するのでこの時間帯に食事を摂るような生活が続くと太りやすい体質になります。遅い時間の食事は脂っこいものを減らしたりするように言われるのはこのためです。夕食時間の工夫もお勧めです。健康的になるには寝る2時間前には食べ終わり、0時前に就寝する生活が理想です。	挙手 挙手
②情報の整理と共有をする	コメント3	さて、ここまで3つのキーワードで話をしましたがグループで感想をお話ください。ここまで寝つきの満足度、熟睡の満足度、日中のすっきり度が上がる仕組みについて話をしました、睡眠の話を聞いて、今までの生活で思い当たることはなかったですか?グループでお話ください。(2分) いろいろな話が出ましたね。ほかのグループで出た話も聞いてみましょう。	GW FS
①今日の振り返りと行動目標を決める ②生活に落とし込んだ行動目標を考える	14:15	ここまで睡眠のプラスαを考えてきました。改めてどんなことができそうなのか決めていきましょう。「生活リズム健康法」用紙の項目の中には既に習慣になっていることもあると思うので、その項目は引き続き続けてほしいことです。改めて取り組んでみたいなと思うものを15項目の中から3つ選び、「生活リズム健康法」の用紙の大きい 3番の3つの□に項目の番号を入れましょう。(3分)	個人

③決定した行動目標をグループで発表する		だいたい書き終わったみたいなので、もう一度グループで一人ずつ①今日から取り組みたい事、②その結果どんな生活が送れたらうれしいな〜の2つを発表しましょう。(5分)	GW
④応援メッセージを書いてもらう	工夫2	せっかくですからお隣の方と先ほどの紙を交換して一言応援メッセージを書いてもらいましょう。(1分) みなさん応援メッセージは書いてもらいましたか?	ペア
⑤本日のまとめ		今日は日頃の睡眠を考えながらお話をしましたが、「眠り」も、健康だから眠れる、眠れるから健康という関係にあります。よい睡眠をとることで元気、元気だからよい睡眠がとれるという関係にあります。疲れすぎてどこでも寝てしまっていた方、夜だから、時間だから寝るという睡眠を取っていた方も、プラスαの睡眠習慣を取り入れて、仕事の効率、病気の予防や美容といった効果も意識して積極的に質のいい睡眠を取り、元気に生活していただきたいです。 研修の冒頭で伺った一日で好きな時間やほっとできる時間の過ごし方によっても熟睡感や寝つきの満足感がアップするかもしれません。「今日は良く寝られたな〜」と目が覚め、仕事にも集中できる睡眠がとれる工夫にチャレンジして頂ければと思います。	
⑥1ヵ月後の(生活リズム健康法)用紙の記入説明アンケートのお願い		最後に皆さんにお願いです。今日の研修後に何をどのように生活に取り入れてみえるかを振り返っていただくため、1ヵ月後に個々にメールで前回と同じ「生活リズム健康法」の用紙をお送りします。回答してご返信ください。また毎日の睡眠で疑問などがでてくるようであれば個別に相談をお受けしますので、アンケートと一緒にご記入ください。 今日は以上になります。長時間ありがとうございました。	

【このシナリオを作成した振り返り】

工夫した点
工　夫　1: 寝不足の自覚もあり不調の人、寝不足の自覚はないけど不調の人の原因の一つに「睡眠の取り方や習慣」が、あるかもしれないと考えてもらうきっかけにしてもらい、自分事として参加してもらえるようにしました。
工　夫　2: 参加者同士応援メッセージを書くことでお互い励みになるようにしました。
課題、難しかったこと、もっと発展的なシナリオにするために
コメント1: シナリオにおとすと、本題とのつなぎが難しいことに気がつきました。話したい、伝えたいことに誘導するシナリオになっていることに改めて気がつきました。
コメント2: 学習支援型のシナリオですが、知識伝達が入る折衷型の場合、知識伝達の配分、内容、事前に準備しておく知識や情報、何をどこまで伝えるとよいのかなど悩みました。
コメント3: 講義内容や伝えたい事に話し合いが誘導されないよう、参加者が自由に意見を出せるよう配慮し、心がけたいと思う場面です。講義方式で正論を伝えると、その後本音が引き出しにくくなることをシナリオ作成で感じました。正しい情報や知識も伝える必要がある時も、押しつけず、選択の余地を残して伝える事の難しさを感じました。フロアシェアで本音を拾い、参加者同士が成熟するようファシリテーターとして配慮していきたい大切な場面だということがわかりました。

【参考文献】
・林光緒, 宮崎総一郎他: 快適な眠りのための睡眠習慣セルフケアチェックノート. 全日本病院出版会, 2015.

2　介護予防事業

　この実践事例は〇〇町の介護予防事業の一環として、地域のサロン（65歳以上の元気に参加できる人の集まり）で保健師が健康講話をすることになり作成しました。

企画シート

事業名：介護予防事業			
与えられた条件	想　い	強み・資源	ニーズ・社会動向
□資料消耗品代 □〇〇公民館 □日時　年〇月〇日 　11:00〜12:00(60分) □町の保健師2名 □65歳以上で介護 　保険サービスを利用 　していない人 □20名程度	口腔内の乾燥や飲み込み機能の衰えを予防して、肺炎を予防してほしい。誤嚥予防法を知り、いつまでも食事がおいしく食べられるように口腔機能を維持してほしい。	馴染みのあるメンバーが定期的に集まっている会である。 送迎サービスがある。	〇〇町は65歳以上の死因の第4位が肺炎である。高齢化率は27％と高い。健康寿命を延ばすための介護予防が求められる。

⬇

事業趣旨： 加齢に伴い舌や唇その周辺の筋肉（口輪筋、表情筋等）の衰えが起こりやすくなる。そのため嚥下機能の低下につながる。「食べるための力」を維持し、いつまでも食事が おいしく食べられるようにすることで、体力の維持向上をしてほしいと〇〇市高齢福祉課は考えている。楽しく学ぶことで引きこもり予防や認知症予防につなげたい。

⬇

目的（目標）	お口の健康を通して元気な生活を維持する。
ねらい	①お口の健康について興味を持つことができる（P） ②お口の健康維持の方法を知ることができる（P） ③参加者同士で思いを共有し、楽しさを実感することができる（M）
コンセプト	これからも食べることを楽しもう

⬇

手法・ツール	評価指標	対象・回数・実施日
ペアワーク グループワーク 体操（体験） パワーポイント	グループワークの様子 体操体験の様子 参加者の反応 自分の嚥下の状況を知る	対象：65歳以上で介護保険 　　　サービスを利用していな 　　　い人 人数：20名 回数：1回（単発） 実施日：〇年〇月〇日

実施要領シート

		介護予防事業実施要領
1	目　　　的	○○町は高齢化率27%と高い　健康寿命を延ばすための介護予防が求められる 65歳以上の死因の第4位が肺炎である、嚥下機能の低下を予防し「食べるための力」を維持し、体力を維持向上して元気な生活を送ることができる
2	対　象　者	65歳以上で介護保険サービスを利用していない人 人数：20名
3	周知方法	広報、ちらし
4	内　　　容	日頃の嚥下の仕方を振り返る お口の筋トレの必要性を知ってもらい、お口の筋トレ体操を体験してもらいお口の健康維持の方法を学ぶ
5	スタッフ	保健師
6	日　　　時	○年○月○日11：00〜12：00（60分）
7	場　　　所	○○公民館
8	予　　　算	資料代、消耗品費○○○円
9	評　　　価	グループワーク・体操体験の様子、参加者の反応 自分の嚥下の状況を知る

プログラムデザイン（企画詳細）

事 業 名	：介護予防事業
教室タイトル	：いくつになってもおいしく食事をするために!
サブタイトル	：お口の筋トレ始めましょう
日時 / 場所	：○年○月○日 11:00~12:00　○○公民館
目　標	：お口の健康を通して元気な生活を維持することができる
ねらい	：①お口の健康について興味を持つことができる（P）
	②お口の健康維持の方法を知ることができる（P）
	③参加者同士で思いを共有し楽しさを実感することができる（M）

時　間 参加者の感情 感情の変化	ね ら い め や す	内容（手順）	留 意 点 準 備 物
11:00 お口の筋トレって? ドキドキ→ワクワク （本日も楽しもう）	緊張をほぐし、気持ちを整える 本日の目的や流れの確認をする P：本日のゴールを共有する M：参加者同士で気軽に話す	①挨拶 ②アイスブレイク（手遊び） （7分） ③本日の目的、流れについての確認 　KPで示す（2分）	自由席 （4人グループ） 扇状に机の配置 受付簿、名札、次第 パソコン、プロジェクター、スクリーン ホワイトボード、ペン
11:10 最近、むせることがあるなー そういえば→なるほどそういうことか	自分の体について、飲み込みの仕組みについて知る お口の筋トレの必要性がわかる P：普段の嚥下の仕方について振り返る 　元気でいるためにお口のトレーニングの必要性がわかる M：参加者同士で体について一緒に考える。共通点があることに気が付く	クイズ形式で体のことを説明していく ペア、GWで考える ①むせと嚥下についての振り返り（5分） ②体の仕組みや唾液について（視覚で体験）（5分） ③誤嚥性肺炎について（5分）	①普段の嚥下についてイメージできる質問をする ②梅干しを配り視覚で体験する ③自分事にして考えられる例え話をする 梅干し おしぼり
11:25 パタカラ体操って? できるかな→おもしろい、やってみよう簡単	お口の筋トレ体操を体験する P：唾液腺マッサージとパタカラ体操について知ることができる （パタカラ体操の意味を説明する） M：参加者同士でやることの楽しさが実感できる	お口の筋トレ体験 ①唾液腺マッサージとパタカラ体操をプリントに沿って説明する 　見本をみせながら体験してもらう（15分） ②パタカラで「きらきら星」を歌う（3分）	パタカラ体操プリント CDプレイヤー
11:45 本日からやってみよう 生活の中に取り入れよう→知り合いにも教えてあげよう	振り返り まとめ 本日の内容確認と今後の課題を確認する P：本日の内容を振り返りこれから取り組むことの確認 M：本日の学びを参加者同士が共有できる	本日の振り返り、疑問 GW（5分） FS（10分）	前の説明に誘導されないように、自由な意見が出るように質問する

シナリオ（教室運営シート）

<table>
<tr><td colspan="4" align="center">教室運営シート</td><td></td></tr>
<tr><td>講座タイトル</td><td colspan="4">いくつになってもおいしく食事をするために！</td></tr>
<tr><td>サブタイトル</td><td colspan="4">お口の筋トレ始めましょう</td></tr>
<tr><td>日　　時</td><td colspan="4">○年○月○日（○曜日）　11:00～12:00（60分）</td></tr>
<tr><td>目的（目標）</td><td colspan="4">お口の健康を通して元気な生活を維持することができる。</td></tr>
<tr><td>ね　ら　い</td><td colspan="4">①お口の健康について興味を持つことができる（P）
②お口の健康維持の方法を知ることができる（P）
③参加者同士で思いを共有し楽しさを体験することができる（M）</td></tr>
<tr><td>流　　れ</td><td colspan="4">11:00～11:10（10分）　　アイスブレイク、自己紹介、本日の内容の確認
11:10～11:25（15分）　　自分の体（嚥下）について振り返る、考える
11:25～11:45（20分）　　お口の筋トレ体験
11:45～12:00（15分）　　これから取り組みたいこと、振り返り、まとめ</td></tr>
<tr><td>めやす</td><td>時　間</td><td colspan="2" align="center">内　　容</td><td>物品等</td></tr>
<tr>
<td>本日のゴールを
共有する
①挨拶
②アイスブレイク</td>
<td>11:00
工夫1</td>
<td colspan="2">こんにちは、保健師の○○です。今日は皆さんにお会いできること
を楽しみにやって参りました。

早速、皆さん両手を合わせて前に出してください。
永年、使ってきた手です。
感謝は、この形、両手のシワとシワとを合わせましょう。
ハイ、これが「シワ合わせ」…シワあわせの形になりました。
では、このシワ合わせの両手を動かして簡単な手遊びゲームから
始めたいと思います。

①右手は グー　下向き
②左手は パー　上向き　この形です。
③最初の形は、左手はパーで、右手は宝ものを握っているグーを
　作ってください。
④私が、せーの「パン」っと鳴らしたらこのように手を反対にして、
　左手はグー、右手はパーにしてください。
⑤ハイご一緒に
　グー・パー、グー・パー　　　　※声に合わせて手を動かしてもらう
⑥ではお隣さんと、ペアになって向き合ってください。
　私たちがまずやってみます。
　そうしたら皆さんも私たちのように、右手はグー、左手はパーに
　してください。
⑦お互いの、パーにグーを乗せてください。　　うまくできましたね。
　相手のグーを包んだところで、自分の名前を伝え、お互いに「よ
　ろしく」を言いましょう。

では、前の方を向いてください。
改めて本日は○○が担当します。よろしくお願いします。
赤ちゃんが生まれてくるとき、手はグーをしています。これはこの手の
中に宝物を一杯もって生まれてきているといわれています。
年齢によって「宝」は違いますが、65歳以上の方が、「自分の体」、
「自分のことが自分でできる体、「健康」が一番大事だわね」とお話
されていたことがあります。皆さんはいかがですか。
「体は宝だわ」と思われる方は両手を挙手してください。
ありがとうございます。
皆さんの周りには自分の宝の体より元気だな、健康だなと思う人は
いますか?それはどんな人でしょう。お隣の人と少しお話しましょう。</td>
<td>パソコン、
プロジェ
クター
スクリーン
ホワイトボ
ード
ペン

ペア

ペア</td>
</tr>
</table>

③本日の目的、流れの説明		前を向いてください。 ボランティア活動している人、歩いている人、旅行をしている人、お友達と出かけている人、よく食べる人などなど聞こえてきました。 今日は宝である自分の体をいかに長く使っていくか、自分より元気な人に近づけるように体の入り口のお口について考えていきましょう。 この後、昼食もありますので、おいしく食事を食べるための体操もご紹介します。よろしくお願いします。	
自分の嚥下について振り返る ①むせと嚥下についての振り返り	11:10 コメント1	皆さん、日頃のお食事はおいしく食べられていますか?昔と思うとどうでしょう?硬いものが食べにくくなったとか、今日のようなお茶を飲んでいてむせやすくなってきたと思ったことはありませんか? 本日のお茶はちゃんと飲めていますか? 2択で伺います。あてはまる方に手を挙げてください・ 　　①むせる 　　②むせずにちゃんと飲める　　　　　※①②を復唱する。 皆さんちゃんと飲めていますね。 最近、昔と比べて食べたり飲んだりすることで変わったことがありませんか?一番あてはまるなと思うものに手を挙げてください。 　　①むせやすい、飲み込む力が弱くなった。 　　②硬いものが食べにくい。 　　③昔と変わらない　　　　　　　　　※①②③を復唱する。 むせたことがある方はどんな物でむせますか?また、昔と変わらないに手を挙げられた方は周りの方がどんなものでむせていたかを思い出してグループでお話ください。 グループの中ではどんな話が出ましたか? むせることは身近な問題ですね。 本日の皆さんはあまり変わらない方が多かったですね。それはいいことですね。しかし、年齢とともに飲み込む力が弱くなります。また硬いものが食べにくくなって、むせやすくなる方が多くなるようです。 そのため食事をする時は「飲み込むこと」が大切です。 本日はこの「飲み込み、ごっくん」について考えてみましょう。 さて「口」の中には何があるでしょう? ちょっと、お隣の方と、お話してください。	挙手 挙手 GW FS
②体の仕組みや唾液について （視覚で体験）	工夫2	ご意見を伺います。どのようなものが浮かびましたか。 △△さん、お隣さんと話して何が出ましたか? 　「歯と舌!!」　　　皆さん歯と舌でよろしいですか? まだ一つありますが、何があるでしょうか。 わかる方教えていただけますか。では実際に体験してみましょう。 ハイ、これは何でしょう、梅干しです。 これを見ると、皆さんの口の中には、「ジュワーと何かが出てきませんか」 　〇〇さん、どうですか。　　「つば」 はい、そうです。それは唾といい、唾液とも言います。唾が出てくる場所は唾液腺と言います。三つめは唾液ということですね。 これは唾液腺というところから出ていますが、唾液腺はどこにあるかご存知でしょうか。 唾液腺は耳下腺　顎下腺　舌下腺の3か所あります。 ちょっと触ってみましょう。　　※部位の確認をしながら実践する	ペア FS 梅干しを配る

		ジュワーと唾液がでてくるのが体感できたでしょうか？ 唾液は噛み砕いた食べ物を、丸くまとめることができます。そして舌を使って丸めた食べ物をのど元に運び、ゴックンと飲み込みます。この時に唾液があると、丸く食べ物を丸めることができて、パサパサしたものも飲み込みやすくします。しかし唾液は年齢と共に少なくなり、飲み込みがしづらくなります。 では飲み込む「ゴックン」はどこで行われているのでしょうか。	パワーポイント 3つの唾液腺のマッサージの絵を表示
③誤嚥性肺炎について	コメント2	今から2つの絵をお見せします。 　※パワーポイントで咽頭の部分の絵と口腔部分の絵を表示する。 では、グループで話し合ってどちらで「ゴックン」が行われるか決めてください。50％の確率です。 はいどちらでしょうか。 皆さん、ご存じのとおり、①　ですよね。この部位は、皆さん手を当ててみると「ここ」ですよね。　　　　　　　　　　　※首もとを指す いわゆる、「のどぼとけ」と言われる場所です。「ゴックン」とつばを飲み込むと、この部分が動きますよね。 では、「ゴックン」をしますと、この先は分かれ道になっています。気管支の方に行くか、食道に行くかどちらでしょう…。 ここは、もちろん「ゴックン」した食べ物は「食道に行ってきまーす」となりますよね。では、気管支の方に入ってしまったらどうなるでしょうか？3つの選択で聞きますね。 　　　①むせる 　　　②そのまま気管支に流れていく 　　　③熱が出る　　　　　　　　　※①②③を復唱する。 実はどの答えも正解です。 本来食べ物の道じゃない気管支に入っていくとむせて、出そうとします。これを誤嚥と言っています。首まわりの筋肉がうまく動かなくなってくると、このむせが弱くなって食べたものが上手く反射的に出せなくなります。食べ物や唾液に含まれる細菌が気管支から肺に入ると発熱や、体がだるいといった症状が出ることもあります。無症状無自覚で知らないうちに肺炎になってしまっている、ということもあります。本当に気をつけないといけません。 この誤嚥による肺炎の事を皆さんご存じの、「誤嚥性肺炎」と言っています。 本日の皆さんは、あまり飲み込みは変わらないと言われている方が多かったですが、皆さんの身近で同じようなお話を聞くことはありませんか。お友達や親戚の方で誤嚥性肺炎になった方はいますか？グループでお話ください。 はい、一旦前を向きましょう。 誤嚥はいやですね。でも実はこの誤嚥は予防ができるのですよ。それには、お口の筋トレや唾液線マッサージをすることです。 そこで、ここからは『唾液腺マッサージ』と『パタカラ体操』を紹介します。	パワーポイントで絵を表示する GW 挙手 GW

お口の筋トレ体験する コメント2	11:25	この体操ですが、プリントをご覧ください　　　　※プリントの説明 じゃあ皆さんも一緒にやってみましょう。 プリントにて、唾液腺マッサージとパタカラ体操を実施する。(15分) パタカラできらきら星を歌う(5分)	プリントを配る
これから取り組みたいこと、振り返り、まとめ	11:45	本日は皆さんと一緒にお口の筋トレ、パタカラ体操を行いました。どうでしたか? 実際にやってみた感想、体の変化や感じたことを3分くらいグループでお話してみましょう。	GW
		どんな意見が出ましたか。　　　　　　　　　　※2人くらいに聞く 〇〇さんどうでしたか?体が温かくなった。唾がよく出た。楽しかった。 みんなでやって楽しかった。いろいろなご意見ありがとうございます。	FS
		本日やったことはどんな時にできそうですか、生活に取り入れられそうですか。少しグループでお話してみてください。(3分)	GW
	コメント3	一旦前を向きましょう。 テーブルでどんな話がでましたか?(10分) 自宅でやる、みんなでやる、いろいろなご意見ありがとうございます。 自宅でも、みんなでお食事の時もパタカラ体操やってくださいね。 自分のペースに合わせて生活に取り入れてみましょう	FS
		もう一回聞いてもいいですか。 本日からやる人は両手で挙げてください。ありがとうございました。 本日は食事がこれからあるので、いつもとの違いを感じてください。 自宅でも、みんなでお食事する時もお口の筋トレ(パタカラ体操)や唾液腺マッサージをやってくださいね。 自分のペースに合わせて生活に取り入れてみましょう。	挙手

【このシナリオを作成した振り返り】

工夫した点
エ　夫1：　本題につながるアイスブレイクを考えました。
エ　夫2：　梅干しを準備して唾液が出ることを体験してもらい、身近に感じてもらいました。

課題、難しかったこと、もっと発展的なシナリオにするために
コメント1：　親しみやすい食事の話題から質問をして、本題の誤嚥の話につなげる工夫をしていきたいです。
コメント2：　誤嚥性肺炎とお口の筋トレ体験が知識伝達指導型のシナリオになってしまいました。 　　　　　　参加者が自分事として考えられるような質問をしながら学習支援型のシナリオになるよう検討していきたいです。
コメント3：　みんなで集まることの楽しさがわかり、集まって会話をしたり、食事をすることの良さを話して、会を閉められるように意識したいです。 　　　　　　介護予防事業で転倒予防、嚥下予防、認知予防、食事についてテーマに沿った説明をしますが、いくつになっても体も心も豊かに、集まることが予防活動になることを伝えていきたいです。

3　人生100年健幸講座

　○○市生涯学習課主催で人生100年健幸講座（4回コース）が企画されました。その中の2回目を○○市保健センターの保健師が担当することになりました。これからの人生をもっと輝かせたい方、ウェルビーイングや、健康づくりに関心を持つ20歳代から60歳代の方を対象としました。

企画シート

事業名：人生100年健幸講座

（2回目：人生100年時代を自分らしく健幸に過ごすために）

与えられた条件	想　い	強み・資源	ニーズ・社会動向
☐　保健師 ☐　○○公民館会議室 ☐　参加費　無料 ☐　生涯学習課主催の人生100年健幸講座に申し込みをした20名	人生100年時代となった。夢、つながり、環境を調和させ、参加者が未来の自分をイメージして自分が自分らしく健康で元気に生活してほしい。 　そのために、100年時代をどのように生きるかを考えてもらいたい。	○市は健康づくりセミナーを毎年実施している。また健康づくり推進員の活動も活発で、健康に関心をもった市民が多い。	価値観が多様化している。日本は少子化と超高齢社会と言われ、健康寿命の延伸に向け人生を豊かにするための取り組みが求められている。 　新型コロナウイルス感染症の拡大は社会や仕事のやり方を大きく変えることになり、自分らしく幸せに過ごすこと（ウェルビーイング）が注目されている。

事業趣旨：日本は超高齢社会となり、人生100年時代と言われるようになった。どのように人生100年を生きるか、人生を豊かにするための取り組みが注目されている。
　　○○市も病気だけでなく人間全体をみて、市全体の健康を目指している。
　　一人一人の人生には物語がある。自分らしく幸せに過ごすこと（ウェルビーイング）に着目し、参加者が未来の自分をイメージして、自分らしく元気に暮らすために、夢、つながりなどから自分自身の100年設計をしてもらいたいと考えている。

目標（目的）	自分自身の人生100年を考えることができる。
ねらい	①　参加者が自分自身の100年時代を、暮らしたい場所や人とのつながりを考えながらイメージすることができる（P） ②　参加者同士で思いを共有し、アイデアを出し合うことができる（M）
コンセプト	人生100年時代を楽しもう

手法・ツール	評価指標	対象・回数・実施日
個人ワーク グループワーク KP法	グループワークの様子 参加者アンケート 参加人数	対　象：生涯学習課主催の人生100年健幸講座に申し込みをした20名 回　数：1回 実施日：○年○月○日

プログラムデザイン（企画詳細）
事業名：人生100年健幸講座
教室タイトル：人生100年時代を自分らしく健幸に過ごすために
サブタイトル：暮らしたい「場所」、つながりから自分の人生設計を考える
日 時／場 所：○年○月○日　午前9時30分から午前11時30分まで／○○公民館 会議室
目　標：自分自身の人生100年について考えることができる
ねらい：①参加者が自分自身の100年時代を、暮らしたい場所や人とのつながりを考えながらイメージすることができる（P）
　　　　②参加者同士で思いを共有し、アイデアを出し合うことができる（M）

時　間 参加者の感情 感情の変化	ね　ら　い め　や　す	内容（手順）	留　意　点 準　備　物
9:30 どのような話が聞けるかなあ ドキドキ→ワクワク（いろいろな人がいるなあ）	緊張をほぐして意識を整える 今日の目的を確認する P：今日のゴールの共有ができる M：参加者同士で気軽に話ができる雰囲気を作る	①挨拶 ②アイスブレイク（5分） 　体ほぐし（1人、2人組、4人組） ③本日の目的、流れについての確認する KP（5分） ④自己紹介；（名前、どこから来た？暮らしている場所の自慢、参加動機）、参加者の気持ちの確認をする（10分）GW	自由席 緊張をほぐすためにスタッフが声をかける 自己紹介シート 配布 受付簿、名札次第、KP、磁石、ホワイトボード、ペン、自己紹介シート
9:50 今の暮らしは当たり前すぎて、深く考えたことがなかった ワクワク→なるほど（将来を考えることは楽しい）	暮らしたい場所をイメージする 100年人生に必要なものを考えてみる P：自分の暮らしたい場所のイメージを確認する 　いろいろな視点があることに気づくことができる M：参加者同士で暮らしたい場所や100年人生の中で何が必要なのか思いを共有する	セッション1：自分が暮らしたい場所とは（KPで提示） ①今暮らしている場所・環境について振り返る ②将来暮らしたい場所について考える ・シート配布・個人（3分×2） ・GW（10分） ・FS（出た意見はホワイトボード（WB）に記載）（5分） ・FS 意見について GW（3分） ・FS セッション1のまとめ、セッション2のつなぎ（10分）	シート配布 参加者が楽しく自分の事を考えられる質問を投げかける
10:30 つながりは、ライフサイクルによって変わるなあ なるほど→いろいろなつながりがあるなあ	つながりマップづくりで自分のライフサイクルや人とのつながりを確認する P：自分のつながりを確認する（過去、現在、未来、つながりの度合い） M：参加者同士で意見交換しライフサイクルと人のつながりを考えることができる	セッション2 つながりマップづくり 部分的に説明をしながら、 ・個人ワーク（10分） ・GW：記入しての感想（5分） ・FS：セッション2のまとめ（GWの様子を伝える）、 ・セッション3のつなぎ（10分）	例を示しながら個人ワークを進める 例を書いた紙をホワイトボードに貼る
10:55 これからの人生楽しもう なるほど→楽しもう	100歳になっても暮らしたい場所を考える P：①100歳になっても暮らしたい場所は？（どんな生活をしている？） 　②これから自分が取り組むことを誰と一緒に取り組むか考える 　③今後できることを考える M：参加者同士でお互いの100歳になっても暮らしたい場所について共有する	セッション3：自分らしく100歳になっても暮らしたい場所を考える ①100歳になっても暮らしたい場所 ②これから自分がやることを誰と取り組むか？ ③今の自分ができることは？ ・例を示す（5分）／個人ワーク（5分）／・GW：記入して感想（5分）／・FS：全体で意見を聞き出た意見はWBに記載（5分）セッション3のまとめ	例を示し個人ワーク 参加者同士の話をし、イメージ膨らせ GW 例を書いた紙をホワイトボード（WB）に貼る
11:15 今日からやってみよう やってみよう→ワクワク	本日の内容を振り返り、今日からの行動を明確にする P：本日を振り返り今日から自分が取り組むことを確認する M：参加者同士、励ましあう	今日の振り返り、疑問 GW（5分） FS（10分） 次回のお知らせ	前向きな声掛けをする アンケート用紙配布、回収

シナリオ（教室運営シート）

<table>
<tr><td colspan="5" align="center">教室運営シート</td></tr>
<tr><td>講座タイトル</td><td colspan="4">人生100年時代を自分らしく健幸に過ごすために</td></tr>
<tr><td>サブタイトル</td><td colspan="4">暮らしたい「場所」から自分の人生設計を考える</td></tr>
<tr><td>日　　時</td><td colspan="4">〇年〇月〇日　午前9時30分～午前11時30分まで（2時間）</td></tr>
<tr><td>目　　的</td><td colspan="4">自分自身の人生100年ついて考えることができる</td></tr>
<tr><td>ねらい</td><td colspan="4">①自分自身の100年時代を、暮らしたい場所や人とのつながりを考えながらイメージすることができる（P）
②参加者同士で思いを共有し、アイデアを出し合うことができる（M）</td></tr>
<tr><td>流　　れ</td><td colspan="4">9:30～ 9:50（20分）　　アイスブレイク、本日の内容の確認、自己紹介
9:50～10:30（40分）　　今暮らしている場所、将来暮らしたい場所を考える
10:30～10:55（25分）　　つながりマップづくり
10:55～11:15（20分）　　100歳になっても暮らしたい場所を考える
11:15～11:30（15分）　　まとめ、振り返り</td></tr>
<tr><td>めやす</td><td>時間</td><td colspan="2" align="center">内　　容</td><td>物品等</td></tr>
<tr>
<td>今日のゴールを
共有できる
①挨拶</td>
<td>9:30</td>
<td colspan="2">（ファシリテーター紹介）
「おはようございます。」
私は「Aです」私は「Bです」私は「Cです」
（A担当）
こんにちは3人おそろいのピンクのTシャツを着てきました。ピンクはやさしさに満ちた愛情たっぷりで幸せな気分を呼び起こす 意味があるといわれています。今日はこの講座で幸せな気分をいっぱいお届けしたいと思います。
（B担当）
本日のテーマは、「人生100年時代を自分らしく健幸に過ごすために。暮らしたい「場所」から自分の人生設計を考える。」です。自分らしくいるときってどんな時ですか？どんな体の状態ですか？少なくとも体はリラックスをしていますよね。本日、「自分らしく」をテーマにお話を進めるので、みなさんが自分らしく、話しできるように、身体をほぐすと心と頭もほぐれ、息も整うという「技」を皆さんに紹介します。
座ったままでよいので、身体を揺らして、あーと言ってくださいね。
声を出すのが大切です。</td>
<td>FS</td>
</tr>
<tr>
<td>②アイスブレイク</td>
<td></td>
<td colspan="2">次は、トントントンと声を出して肩を落としてください。
最後にウワーと言いながら首を回してください。
身体の中から温かくなり、心もほっこり、頭もやわらかくなってきましたね。

次は立ってください。隣の人と手をつないで、アーと言いながらグルンとまわってください。まわったら戻ってくださいね。
　　　　　　　　　　※A担当とC担当が前で見本を見せる。
どうぞ、皆さんもやってみてください。

最後はグループ4人で輪になって、同じようにアーと言いながらひっくり返って、戻ってください。
席に戻ってください。

どうでしたか？今皆さんに体を動かしていただきましたが1人でもできることはありますが、2人、4人と人数が増えるごとにやれることや体を使うところが変わってきましたね。それに、いろいろできると嬉しくなりませんか。</td>
<td></td>
</tr>
<tr>
<td>③本日の目的、
　流れについて</td>
<td>コメント1</td>
<td colspan="2">今日のテーマは「人生100年時代を自分らしく健幸に過ごすために。暮らしたい「場所」から自分の人生設計を考える。」です。今、皆さんに体を動かして体験していただいたようにいろいろな力が合わせることで、できることが増えてきます。今日のこれからの時間は皆さんといろいろ話しながら、皆さんが一人ひとり自分らしく健康に過ごすためのヒントを得ていただければと思います。</td>
<td></td>
</tr>
</table>

④自己紹介 　参加動機 　わがまち自慢	工夫1	本日の講座のゴールは、「自分自身の人生100年について考えることができる。」としました。 ゴールにむけて、 ①「自分が今暮らしている場所、将来暮らしたい場所について考える。」 ②「〇〇〇〇マップづくり」、〇〇〇〇は秘密です。 ③「100歳になっても暮らしたい場所」を皆さんと一緒に考えて、ゴールの先にある。皆さん一人ひとりの素敵な人生100年に繋がればと思っています。 今回は、人生100年健幸講座の2回目です。先ほど手をつなぎ、体を動かしていただいたグループの方々ですが、皆さん、顔は見たことがあるけれど、どこから来ているんだろう、と思っていませんか？ ここからは「自己紹介タイム」です。　※A・C担当でシートを配る まず、2分で自己紹介の部分（名前、住んでいる場所と場所自慢（良いところ）、3年後はどんな毎日を過ごしたいか、参加動機）を記入しましょう。(2分)	KP
	コメント2	シート① <table><tr><td>【名前】</td><td>【住んでいる場所、場所自慢】</td></tr><tr><td>【3年後はどんな毎日を過ごしたいですか】</td><td>【参加動機】</td></tr></table>	個人 ワーク
		では皆さん一度前を向きましょう。 グループのここに座っている人、手挙げてください。 そこから時計回りに1人1分程度で自己紹介を始めてください。 はい、どうぞ。(4分)	GW
		はい、皆さん体を前に向けましょう。 どんな人が集まっていました？今、グループの様子を見ていますと、〇〇、〇〇、〇〇、今日は市内の各地区から参加されていますね。 参加動機は、人生100年時代これからどうすると豊かに過ごせるかヒントを得たいとか、これからもこの〇〇市で健康で元気に過ごす方法を知りたいなど、いろいろな意見が出ていますね。	FS
	工夫2 コメント1	人生を4分割してイメージして考えてみましょう。人生100年を25年毎に「春（0歳から25歳未満）・夏（25歳から50歳未満）・秋（50歳から75歳未満）・冬（75歳から100歳」と分けると、皆さんはどこの季節ですか？ 人生100年時代の4つの季節 私は、夏の終わりでもうすぐ秋の季節です。季節が春・夏は「お仕事モード」の割合が高いですが、秋・冬になるにつれ「自分モード」の割合が高いように感じます。 　今日は自分の年齢をこの、春夏秋冬の季節で表していくので少し覚えていてくださいね。	

| セッション1
暮らしたい場所を
イメージする。 | 9:50 | では、ここから A 担当にバトンタッチして「自分が暮らしたい場所」を考えてみましょう。A さん、お願いします。
（A 担当）
今、夏真っ盛りの A 担当です。
これから 100 歳に向かって皆さんはどんなところで暮らしたいですか。
先ほど自己紹介で皆さんに、今暮らしている場所の自慢をしていただきました。
同じ「暮らしている場所自慢」のキーワードでも、食べ物や有名人の自慢、まつりや歴史の自慢もあれば、地域の子供たちやボランティアの自慢、景色の自慢、自宅から駅までが近い、などいろいろな意見が出ました。
暮らす場所を考えるといっても、いろいろな視点がありますね。この視点はそれぞれの価値観なんかにもつながっているのかなあと感じた私です。

ではここで皆さんに質問です。「今、暮らしている場所の自慢をしてもらいましたが、今暮らしている場所はこれからも暮らし続けたい場所ですか？」
将来については、もしもお金があって、いろいろなしがらみもなく、皆さんが自由に何でもできると想定して考えてみてください。どうでしょう。少し考えてください。
ではお聞きします。

「今、暮らしている場所の自慢をしてもらいましたが、今暮らしている場所はこれからも暮らしたい場所ですか？」

　　　A　暮らしたい場所
　　　B　ちょっと違う
どちらでしょうか？より近いと思うほうに挙手してください。
　　　A・・・・の人？
　　　B・・・・の人？
そうそうと感じている方、ちょっと違うと感じている方など、いるかなあと思います。

セッション1　自分が暮らしている場所、将来暮らしたい場所について考えていきましょう。
皆さん自身の「今暮らしている場所は自分にとってどんな場所ですか？」
「次の季節に暮らしたい場所はどんな場所ですか？」
　　　　　　　　　　　　　　※KP で見出しを見せる。
私について少し紹介させてください、暮らしている所は○県の○市。私の暮らしている場所の自慢はきれいな山の景色です。
私の 100 年時代を季節に例えると、今は夏です。今暮らしている場所は職場に通いやすいところです。趣味が旅行なので、徒歩 10 分で駅に行けることや、スーパーも近くにあることは便利で気に入っています。

次の時代の秋の後半から冬の季節は、職場から近い場所ではなく、実家に近い場所に住みたいです。夏の時代に暮らしていたきれいな景色が見られる場所もいいけれど、家族や知り合いが多い場所で、のんびりと花と猫に囲まれた生活をしたいと思います。でも、ちょっとだけ自分のやりがいとして、ボランティア活動もできたらいいなあと思います。皆さんはどうでしょうか。

では、早速、皆さんも今から、このシートの①を記入していきましょう。
まず、「今暮らしている場所とは自分にとってどんな場所ですか？」 | |

（上記「コメント2」は左から2列目、「9:50」の下に配置）

「挙手」は右端列、「どちらでしょうか？より近いと思うほうに挙手してください。」の行に対応。

「KP」は右端列、「※KP で見出しを見せる。」の行に対応。

116

		今を、春夏秋冬のどこかに〇をつけてみてください。その下の空欄に、今暮らしている場所ついて個人で記入しましょう。今から３分で記入してください。 シート② 次に「次の時代に暮らしたい場所はどんな場所ですか？」そこも同じように記入してください。暮らす場所は変わるはずがないと思っている方もいると思いますが、今日は、お金もあってしがらみがなく、自由にどこにでも住んでいいと言われた時の自分を想像してみてください。 季節に〇をつけ、下に将来暮らしたい場所を記入してください。３分で記入してください。 どんな暮らしの場所が浮かんできましたか？ １人１分、グループで話してみてください。（5分）	個人 ワーク

シート②

【今の季節】春・夏・秋・冬	【次の季節】春・夏・秋・冬
【暮らしている場所】	【暮らしたい場所】

		はい。一度、体を前に向けてください。 グループの方々が、今暮らしている場所、将来暮らしたい場所のことをお話ししたと思います。今の暮らしたい場所と将来暮らしたい場所が同じの方も違う方もいたかと思います。今、グループの方の話を聞きながら思ったことを、また、グループで話してください。（5分）	GW
	工夫3	はい。では皆さん、前を向いてください。 グループではどんな意見が出ましたか？ そちらのグループの〇〇さん、どんな意見がありましたか。 　　　　　※２グループに聞く。C担当：意見を板書する。 いろいろな意見が出ましたね。 Ａ：目に見えるもの　　⇒きれいな景色、利便性がいい所 Ｂ：目に見えにくいもの⇒人とのつながりがある場所 　　　　　　　　　　　⇒自分の役割がある場所 環境の視点、人の魅力、建物、利便性やワクワク、ドキドキ、人の役に立ちたい、やりがい、安心感、つながりなど。目に見えるもの、目に見えにくいものなど、皆さんの暮らしたい場所がいろいろな形で見えてきました。 これを見て、気がついたこと、感じたことをグループで３分くらい話してみてください。（3分） はい。こちらを向きましょう。 今、グループワークの意見をきいていると、ワクワク楽しい、元気になる、やりがいなど、暮らしたい場所は、ポジティブの気持ちが関係しているなどの意見がありました。今日集まっている皆さんは、地域で健康づくりの活動をされている方、関心を持って見える方が多いので、健康づくりで少し考えてみましょう。健康づくりを考えると、食事、運動、生きがい、人間関係、ゆとり、生き方、地域や環境、ときには検査データなど、すべて必要なものですが、そのバランスが大切といわれます。そのバランスのとり方は１人ひとり違います。 どうですか。 今回は、暮らしている場所、将来暮らしたい場所について考えてみましたが、ホワイトボードに書かれているものを見ると、目に見えるもの、目に見えにくいものなど暮らしの場所を考える視点は健康づくりを考える視点にも似ていると思いませんか。	FS WB GW FS

		暮らしている場所、暮らしたい場所の理由は皆さん違いますね。 自分の年齢やライフサイクルなどで価値観の違いなどもありますね。 次は、自分自身がどう変わっているのか、○○○○マップをつかって考えていきます。私たちの次の季節はどんな風に変化しているでしょうか。 C担当、この○○○○マップの答えを教えてください。	
セッション2 つながりマップづくり 自分のライフサイクルや人とのつながりを確認する。	10:30	セッション2　○○○○マップづくり （C担当） ここからは、○○○○マップづくりをしていきます。 この○○には、どんな言葉が入ると思いますか？ そうです。「つなかり」です。 ここからは、「つながり」マップを作っていきます。 さて、つながりマップとは、なんだと思いますか。 シート③を記入することであなたの気づいていない、つながりが見えてきますので楽しみにしていてください。 自分自身と人とのつながりの関係を振り返って書き出してみましょう。 「あなたは今どんな人とつながっていますか？」 どんなつながりでもいいです、出来るだけたくさん書いてください。 例として私の場合を説明します。 私の場合は、先ず家族です。両親、夫、実家の母親、兄、子ども、親友、職場の仲間、趣味の仲間、ボランティアのグループのメンバー、町内会クラブ、小中高大学の友達、などが記入できます。	KP 個人 ワーク
	工夫4	（例）シート③ | 現在		次の季節	
春・夏・秋・冬		春・夏・秋・冬	
夫	1	夫	1
実家の母	2	実家の母	3
兄	3	兄	3
長男	3	長男	2
次男	3	次男	2
職場の仲間	1	職場の仲間	3
趣味の仲間	1	趣味の仲間	3
親友	2	親友	2
ボランティア	2	ボランティア	3
町内会	2	町内会	2
		孫	2
		嫁	3		例提示
		今から、3分間で出来るだけ、たくさん書いてください。 ニックネームや名前で書いてもいいです。どうぞ。（3分） はい。皆さん、前を向いてください。 記入できましたか。 それでは、次に今、書き出した、つながっている人と、会う頻度を振り返ってみましょう。 1毎日、2ときどき、3たまに、で表します。1～3のどのくらいの頻度で会っているでしょうか。 つながっている人の名前の横につながり頻度の数字を記入してください。	個人 ワーク

		私のことを例にしてみます。同居の夫の両親は、今は毎日会っているので、1の毎日です。子どもたちは一人暮らしをしていますので、3のたまに、親友も合わないけどメールやSNSで連絡をしているので、2のときどき、です。	
		みなさんとつながっている人と会う頻度を今から3分間で記入してください。（3分）	個人ワーク
		次に、右上の春夏秋冬の、今の季節の枠に先ほど書き出した人の名前とのつながり頻度1毎日、2ときどき、3たまに、の番号を書きます。たとえば私の場合は、母―2ときどき、夫―1毎日、長男―3たまに、となります。 　今から3分間で書いてください。 次に、その隣の、25年後の次の季節の枠に、会う頻度の数字の変化を書きます。 たとえば、私の場合、母は1週間に1回会っていますので2ときどき、ですが、次の季節の25年後は、…たぶんこの世にはいないでしょう。でも、私の心の中では大切な存在としていますので、3たまに、になります。子どもたちが結婚して、孫がいるとすると孫とは2ときどき、になります。嫁とはあまり合わないと思いますので、…3たまに。そんなふうに、将来つながりのある人も想像しながら、今から3分間で書いてください。（3分）	例提示 個人ワーク
		はい！前を向きましょう。皆さん、記入できたでしょうか。今どんな気持ちで、その人を思い浮かべて書いていたでしょうか。 皆さん、今と次の季節のつながりが見えてきたでしょうか。	
		記入してみてどんな気づきがありましたか。 グループで1人1分、お話しください。（5分）	GW
		はい。皆さん、前を向いてください。 〇〇さんどんな意見が出ましたか。全体でシェアをお願いします。　　　　　　　※2つのグループの声を拾い返す。	FS
		ありがとうございました！	
		つながりマップで、あなたにとって健康に豊かに生きるために必要なつながりは…毎日会う人、ときどき会う人、たまに会う人、家族、友人、仕事仲間、趣味の共有できる人などのさまざまなつながりが見えてきましたね。 毎日会っていなくても、高校の同級生と会うと、高校時代にタイムスリップして、懐かしい高校生の自分に戻ります。人とのつながりが健康づくりにつながっているようです。	
		皆さんは次の季節でどんなつながりを大切にしていきたいですか。	
		私たちは、自分の気持ちをプラスにさせてくれるつながり、元気になるつながり、わくわくするつながり、励ましのつながり、勇気がもらえるつながりなど、さまざまなつながりの中で生きています。 100年人生を豊かで幸せな人生にするために、どんなつながりを大切にしていきたいかが、みえてきましたね。 自分の中のつながり、自分の外のつながり、過去、現在、未来のつながりを考えられたのではないでしょうか。	
		過去、現在、未来のいろいろなつながりの中に自分が成り立っているのですね。	

		「ほどよい距離感のあるつながり」が健康に生きるために必要であり、ほどよい、つながりがある人ほど長寿といわれています。みなさんはどのように感じたでしょうか。次は、Aが担当します。Aさんお願いします。	
セッション3 100歳になっても暮らしたい場所を考える。	10:55	（A担当） ではここからは最後のセッションです。 1，2のセッションで、自分の今暮らしている場所や将来暮らしたい場所の要因や、自分の現在、過去、未来のつながりを考えてきました。 ここでは、これから自分らしく、100歳になっても暮らしたい場所を考えていきましょう。 机の上の用紙を見てください。 このシート④に沿って考えてみましょう。 ①100歳になって暮らしたい場所とは‥‥　シート④ ②これから自分が取り組むことは？ 　誰と一緒に取り組むか ③今の自分ができること？ ①100歳になって暮らしたい場所 ②これから自分が取り組むことは？ 　誰と一緒に取り組むか？ ③今の自分ができることは？	KP シート配布
	コメント3	C担当の100歳になっても暮らしたい場所はどんな場所ですか？　このシートに沿って説明してください。 （C担当） ①私の場合は、今暮らしている場所で100歳になっても暮らし続けたいです。子供たちとは別居していても、休みの日に遊びに来てくれる距離にいる。高齢夫婦が暮らしても見守りサポートなどがある安心した場所で、気の合う仲間とたまに会える環境で暮らしたいです。 ②ボランティアや趣味の仲間と続ける。家族の協力を得る。 ③健康維持するために、ジョギングを続ける。ボランティアや趣味を続ける。 では、皆さんもまずは5分で記入してみましょう。（5分） はい。皆さん前を向いてください。記入できましたか。 ではここで記入したものをグループで発表しましょう。 一人5分くらいで話してください。（5分）	例提示 個人ワーク GW
本日からの行動を明確にする。内容を振り返り、まとめる。	11:15	はい。では皆さんこちらを向いてください。 どんなお話が出ましたか？　　※2つのグループに聞く。 ○○さんどんな意見がでましたか？	FS
	コメント4	皆さん、いろいろな視点から意見がありましたね。 自分らしく暮らすとは、わくわく、楽しい、生き甲斐が必要で、そこに、どのようにつながるかも関係してくるようですね。ライフステージによって、価値観や役割が変わって来ることに気が付いたなどの意見もありましたね。 今日は、20名の参加でした。いろいろな思いの入ったこの用紙、今日は、20人の皆さんの意見を聴きながら自分の100年設計をしていただきました。一人で生きているようでも100年時代を生きる中では人とのつながりは大きいようです。豊かな人生はいろいろな人の思いが集まり生まれてくるのではないでしょうか。 100年時代を今日は季節で表しましたが、季節ごとで自分の立場も役割も違うから面白いですね。仕事にやりがいを感じる人、将来は移住する人などもありますね。	

		将来を考えることで自分の生き方が見えてきます。また人と人のつながりが健康につながります。 人生100年時代を自分らしく健幸に過ごすためのスタートは今からです。人生100年時代、自分らしく元気で過ごしましょう。	
これからの行動を明確化する。		では今日の全体の感想、これからどうしたいかなどをグループで話してみましょう。（5分） （B担当） 最後に体を動かしましょう。体を揺らします。肩を回しましょう。息をすって、頭の方まで新鮮な空気を入れます。 次にゆっくり息を吐き出しましょう。 すっきりしたところで今日の講座を終わります。	GW
次回のお知らせ		3回目の講座のお知らせを生涯学習課からさせてもらいます。	

【このシナリオを作成した振り返り】

工夫した点
工　夫1：人生100年を自分らしく豊かに過ごすための視点を、①暮らしたい場所、②つながりから考えました。
工　夫2：人生100年を、25年ずつに分け、春夏秋冬に例えました。
工　夫3：グループワークの意見を参加者で共有しやすいように、ホワイトボードを活用し視覚化し整理しました。
工　夫4：個人ワーク（シートの活用）、グループワーク、全体シェアの流れで進めました。
工　夫5：担当者3人で、セッションごとに交代し、メリハリをつけました。
課題、難しかったこと、もっと発展的なシナリオにするために
コメント1：人生100年を25年ずつに分け、春夏秋冬に例えたが、なぜ25年に分けたかの説明が不足していました。参加者が人生と春夏秋冬のイメージをしやすいように、例えば0歳から24歳は春のように出会いが多く芽吹くころ、25歳から50歳は人生の中でばりばり活躍する頃などの説明をシナリオに入れる工夫をしていきたいです。
コメント2：自分の暮らしたい場所やつながりなど、普段考えていないことを自分事として考えてもらえる質問（参加者への問いかけ）が難しかったです。参加者の年齢やライフステージごとに、質問の内容は考えていく必要があることがわかりました。特に人生100年を考えるときは、年代によって将来のとらえ方が違うため、教室の参加者募集の時から対象者及び教室の内容については考える必要があると思いました。
コメント3：個人ワークがスムーズにできるように、説明や具体例について工夫をしたいです。
コメント4：講座のまとめ方、終わり方が、主催者目線になってしまいました。参加者が自分ごととして考え講座終了後にも、何か考えられるような質問を工夫したいです。

ヘルシーBox in 愛知のあゆみ

1　活動の目的

　ヘルシーBoxとは、主に愛知県、岐阜県、三重県内の行政、産業、医療及び教育分野の保健師、管理栄養士などが集まり、健康教育や健康相談、健康づくりの方法を学ぶ自主勉強会のことです。健康学習（1987年から石川雄一医師が、ハーバード大学で行動科学を学び日本に取り入れやすいように健康教育を「健康学習」と名付けた対象者主体の学びの手法）を学び始め、2006年から勉強会の内容をプログラム化し、ヘルシーBoxとして活動を始めました。2021年で16年目となります。

2　活動内容

（1）開催頻度

　　毎月第4日曜日に名古屋市内で実施。

（2）内容

　　勉強会の内容については、参加者のアンケート意見を参考にしながら、スタッフ（企画から運営に関わる者）が中心に年間計画を立てます。集団を対象にした健康教室の実践方法や、個別相談、面接法について、やる気を高め効果の上がる保健指導実践力アップ、行動変容をうながすコミュニケーション術などをテーマに、スタッフがファシリテーターとなりロールプレイを取り入れながら行います。

（3）自主勉強会の進め方

　1）シナリオ作り、教室の企画

　　担当スタッフがシナリオを作成し、他のスタッフの意見を参考に完成させます。

　2）当日の流れ

　　　1部　10:00～12:30　テーマごとの教室開催

　　　2部　13:00～14:00　スタッフ及び参加者の希望者での発展会（振り返りと評価）

3　活動実績

（1）テーマについて(表1)

　　2006年度～2019年度は、年間4回～10回の講座を開催しました。テーマは、2006年度、2007年度は健康学習について、2008年度～2010年度は特定保健指導を意識した保健指導実践力アップについて、2011年度からは健康学習の考えを基本とし、健康教室の実践方法や行動変容をうながすコミュニケーション術等としました。外部講師による勉強会も年に数回開催し知識を深めました。

表1　開催内容

年度	内容
平成18年度（2006）	健康学習セミナー（10回）
平成19年度（2007）	健康学習勉強会（10回）
平成20年度（2008）	やる気を高め・効果の上がる保健指導実践力UPのための 勉強会 個別アプローチ（5回）、集団アプローチ（5回）
平成21年度（2009）	参加者の心をがっちりつかんで行動をうながす 健康学習勉強会（10回）
平成22年度（2010）	保健指導力アップ（10回）
平成23年度（2011）	ヘルスコミュニケーション講座
平成24年度（2012）	実践ヘルスコミュニケーション講座Ⅰ（4回） 実践ヘルスコミュニケーション講座Ⅱ（4回）
平成25年度（2013）	実践ヘルスコミュニケーション講座Ⅰ（4回） 実践ヘルスコミュニケーション講座Ⅱ（4回）
平成26年度（2014）	ヘルスサポート実践力講座（4回）×2クール
平成27年度（2015）	ヘルスサポート実践力講座（4回）×2クール
平成28年度（2016）	健康学習コミュニケーション術（7回）
平成29年度（2017）	行動変容をうながすコミュニケーション術（4回）×2クール
平成30年度（2018）	行動変容をうながす教室を企画・運営する コミュニケーション術（4回）
令和元年度 （2019）	行動変容をうながすコミュニケーション術 個人面接編（3回）、お仕事スキルアップ編（2回）

（2）参加者の状況

　　毎回の参加は15名程度であり、年代は20歳代から60歳代でした。
　　参加の理由は表2のとおりです。参加者の保健指導の実践力の向上及び情報交換の場になっています。

表2　参加の理由

- 仕事で役立つ技術が身につく
- 健康教室の企画の方法が学べる
- 仲間からの刺激を受ける
- 元気になる
- 参加型のため達成感がある
- いろいろな職種や職場の方と意見交換ができ視野が広がる
- 保健指導の自信につながる

4　今後の計画・課題

　今後も参加者のニーズや社会情勢を見ながら、本テキストを使用しオンライン学習会の開催などを検討して行く予定です。

ヘルシーBox in 愛知　自主勉強会のシナリオ紹介

　ここでは、実際にヘルシーBoxで開催した保健師、管理栄養士等健康づくりに関心のある人を対象に、4回コースで実施したシナリオを紹介します。

企画シート

事業名：ヘルスコミュニケーション講座			
与えられた条件	想　い	強み・資源	ニーズ・社会動向
□保健師 □管理栄養士 □○○センター 　会議室使用 □参加費 □資料代程度	行政、医療、産業及び教育分野の保健師、管理栄養士等が集まり健康教育や健康相談、健康づくりの方法について学びあいたい。	現場経験の豊富な保健師や管理栄養士が参加している。15年間の自主勉強会の実績がある。20歳代から60歳代の年齢層であり、行政、医療、教育、産業分野など多分野からの参加がある。	専門職が職場に一人設置や、分散配置により相談する人が身近にいない環境がある。母子、成人、老人等様々な人を対象とする必要があり、専門性が必要となる。 相談相手が身近にいないため自分自身の保健指導や健康教育等に不安がある。

⬇

事業趣旨：母子保健、成人保健、メンタルヘルス、介護予防など多分野において保健医療従事者の専門性が求められている。しかし、人材不足や予算の関係もあり新人教育やステップアップ研修が難しいのが現状である。現場で働いている専門職自身が不安を抱えメンタルヘルスに影響を及ぼす状況にもなっている。

⬇

目　的	参加者のやる気を高める保健指導の自信が増す
目　標	1回目　やる気の高まる健康教室の指導の方法が体験できる 2回目　健康とは、病気と元気の調和であることを認識できる 3回目　相手の「思いを引き出す」質問のポイントを理解することができる 4回目　相手の心がほぐれる返し方のコツがわかる
コンセプト	日々の不安が解消でき、新たに頑張ろうという気持ちになる 一緒に、学びたい仲間ができる

⬇

手法・ツール	評価指標	対象・回数・実施日
ペアワーク グループワーク KP法	グループワークの様子 参加者のアンケート 参加人数	対象：保健師、管理栄養士、 　　　健康づくりに関心のある方 人数：20名 回数：4回コース 実施日：5月～8月

実施要領シート

		ヘルスコミュニケーション講座実施要領
1	目　　　　　的	母子保健、成人保健、メンタルヘルス、介護予防など多分野において保健医療従事者の専門性が求められている　しかし、人材不足や予算の関係もあり新人教育やステップアップ研修が難しいのが現状である。現場で働いている専門職自身が不安を抱え　メンタルヘルスに影響を及ぼす状況にもなっている 保健医療従事者自身が元気になり、参加者のやる気を高める保健指導のコツをつかみ、住民や社員の健康増進を目指す
2	対　象　者	保健師、管理栄養士、健康づくりに関心のある方 人数：20名
3	周　知　方　法	広報、ちらし、ホームページ
4	内　　　　　容	4回コース 1回目　やる気の高まる健康教室の指導の方法が体験できる 2回目　健康とは、病気と元気の調和であることを認識できる 3回目　相手の「思いを引き出す」質問のポイントを理解することができる 4回目　相手の心がほぐれる返し方のコツがわかる
5	スタッフ	保健師、管理栄養士
6	日　　　　　時	○年○月○日　10：00〜12：30（2時間30分）
7	場　　　　　所	○○センター会議室
8	予　　　　　算	資料代、消耗品費○○○円
9	評　　　　　価	グループワーク・アンケート・参加人数

教室構成シート

事業名	実践　ヘルスコミュニケーション講座		
目　　的	参加者のやる気を高める保健指導の自信が増す。		
回　数	日にち	目　標	テーマ
1回目	○月○日	やる気の高まる健康教室の指導の方法が体験できる	どんな保健指導がしたい？ 知識伝達型からやる気高め型の指導へスイッチ
2回目	○月○日	健康とは、病気と元気の調和であることを認識できる	相手と向き合う健康づくりの概念 病気減らしから元気増やしへ
3回目	○月○日	相手の「思いを引き出す」質問のポイントを理解することができる	思いを引き出す尋ね上手のポイント 質問力を高めて相手の思いを引き出す
4回目	○月○日	相手の心がほぐれる返し方のコツがわかる	思いを引き出す返し上手のポイント 相手の心がほぐれる返し方

※シナリオは、上記教室構成シートのヘルスコミュニケーション講座の4回目を取り上げました。

プログラムデザイン（企画詳細）

事業名：思いを引き出す返し上手のポイント

教室タイトル： 思いを引き出す返し上手のポイント

サブタイトル： 相手の心がほぐれる返し方

日時/場所：〇年〇月〇日　10:00～12:30（2時間30分）　/ 〇〇センター会議室使用

目　標：相手の心がほぐれる返し方のコツがわかる

ねらい：①自分の保健指導を振り返り、思いを引き出す返し方のポイントを知ることができる（P）
　　　　②発想の転換ができる（P）
　　　　③参加者同士で思いの共有、共感ができる（M）

時間 / 参加者の感情 / 感情の変化	ねらい / めやす	内容（手順）	留意点 / 準備物
10:00 前回なにをやったかな？ ワクワク、楽しみ今日は何をするのかな 講座の最終なので楽しみたい	緊張をほぐして意識を整える 今日の目的の確認をする P:今日のゴールを共有できる M:参加者同士で気軽に話ができる雰囲気を作る	①あいさつ ②アイスブレイク、ジャンケン、自己紹介 GW（10分） ③本日の目的、流れについての確認（3分） KPで示す ④前回の振り返り（2分）	自由席 じゃんけんのときは、立つ 受付簿、名札 次第、KP、磁石 ホワイトボード、ペン
10:15 普段、返し方については意識していないなあ ワクワク→なるほど（自分自身の特徴を知ることが必要だ）	自分の返し方の特徴に気づく P:自分の返し方について振り返ることができる M:参加者同士で意見交換をしながら、いろいろな返し方のパターンがあることに気づく	3つの質問（ゲーム）で自分の返し方の特徴を知る ① ハート（感情）タイプか情報タイプか/ペア、GW（20分） ② ポジティブタイプかネガティブタイプか/PW、FS、GW（20分）GW、全体（10分） ③ 知識伝達指導型、学習支援型、突き放し型タイプか 全体（10分）	全体に意見を聴くときはWBに板書する
11:15 なるほど→ほっ	休憩 リフレッシュ		
11:25 やってみよう、なるほど ドキドキ、不安→意識すると、いろいろな返し方があるなあ	返し上手のポイントを意識しながら実際に体験してみる P:支援者、相談者役になり自分の特徴や返し方によって受ける印象を体験する 相手の言葉に対してどのような視点をもって返していくか返し方のポイントがわかる M:役割を交代し、他者の意見を聴きながらお互いの今後の課題が整理できる	①事例紹介、体験（事例は健康学習のすすめ：石川善樹P78参照）（5分） ②返し方体験 ・自分で記入（3分） ・ペア（7分） ③自分の保健指導のタイプの振り返り、GW（5～10分） ④4つの返し方解説（健康学習のすすめⅠ石川善樹p77～82参照）、KP,FS（10分）	ロールプレイで、保健指導の振り返りをする 4つの返し方の説明プリント配布 KP
12:10 明日から返し方について意識してみよう なるほど→やれることからやってみよう	・振り返り、まとめ ・本日の内容確認と、今後の課題を確認する P:本日の学びと今後に取り組むことを確認する M:本日の学びを参加者同士が共有できる	①今日の振り返り、疑問 ・GW（5分） ・FS（10分） ②次回のお知らせ	学びを深めるため、次回の講座の紹介をする アンケート用紙の配布、回収

シナリオ（教室運営シート）

教室運営シート		
講座タイトル	実践 ヘルスコミュニケーション講座（4回目）	
サブタイトル	相手の心がほぐれる返し方	
日 時	○年○月○日 10:00～12:30（2時間30分）	
目 的	相手の心がほぐれる返し方のコツがわかる	
ねらい	①自分の保健指導を振り返り、思いを引き出す返し方のポイントを知ることができる（P） ②発想の転換ができる（P） ③参加者同士で思いの共有・共感ができる（M）	
流 れ	10:00～10:15（15分）　アイスブレイク、自己紹介、 　　　　　　　　　　　　前回の振り返りと本日の内容の確認 10:15～11:15（60分）　自分の返し方の特徴を知る（3つのゲーム） 11:15～11:25（10分）　休憩 11:25～12:10（45分）　4つの返し方の実践（ロールプレイ）、解説 12:10～12:30（20分）　振り返り、まとめ、次回のお知らせ	

めやす	時 間	内 容	物品等
今日のゴールを共有できる ①あいさつ	10:00	実践 ヘルスコミュニケーション講座 4回目始めます。 （担当A）おはようございます。今日のファシリテーターを担当します A です。 今日は実践コミュニケーション講座の最終回です。 「一期一会」という言葉がありますが、今日も素敵な出会いがある時間にしていきたいと思います。よろしくお願いします。 では、ここで、向き合ったテーブルの方とお互い自己紹介をしましょう。全員ご起立してください。	
②アイスブレイク	工夫1	目の前の方とじゃんけんします。勝った方から自己紹介をしてください。そのあと、負けた方も自己紹介です。最後にお互い握手。お隣さんとも、はいじゃんけん。勝った方、負けた方へと自己紹介し握手。 斜め前の方ともじゃんけん。勝ったから自己紹介、負けた方へ握手ハイ、御着席してください。 皆さんは向かいの方には何を出しましたか 、相手は? お隣さんには、何を出しましたか、相手は? 3回のじゃんけんで、最初出すものが同じだったという方が中には、いらっしゃると思いますが、皆さんは、いかがでしたか。 じゃんけんは、物事の動きを決める時に使われています。自分で選んで出すものなので、結果には納得感があり、結果「運」だと思えます。 しかし、世の中には、じゃんけんを研究されている方がいまして、じゃんけんは「運」ではなく「確率と心理の問題」に近いとも言われます。 少しでも、「じゃんけん」で勝てる確率を上げる方法のポイントその1 相手に考える時間を与えない、その2 緊張感を高めるその3 すばやく「パー」を出す（とりあえずパーを出せば勝てる確率は35%）その4 あいこになったら、相手は、今、あいこになった手に勝てるものを出す」傾向が強いそうです。 例えば、お互いパーなら、相手はチョキを出す可能性が高いから、自分はグーを出すと勝てる確率が上がるということです。 いかがでしたでしょうか、じゃんけんも相手の出し方を追求すると相手の心理をつかむことができるようです。	ペア GW
③本日の目的、流れの説明	10:10	今回は、「思いを引き出す返し上手のポイント～相手の心がほぐれる返し方」をテーマに、相手の心に入り込む返し方のコツを皆さんと一緒に考えたいと思います。 自分のじゃんけん、相手のじゃんけんに特徴があったように、今回の前半は、いろいろな事例を使って、普段の自分の保健指導の面接や日常の会話などを振り返りながら、自分の返し方の特徴に気づいてもらいたいと思います。後半はロールプレイをしながら、相手の心が開く返し方、やる気を引き出す返し方、信頼関係を構築する返し方のポイントを紹介していきたいと思っています。ワクワクするような内容で進めていきますので気楽に参加してください。	

| ④前回の振り返り | | 今日は私 A とB、Cが担当します。ここからはBが担当します。
（B担当）Bです。普段は〇〇市の保健センターで保健師をしています。
（A担当）Bさん、前回のセミナーはどんなことをやりましたか？
（B担当）前回のセミナーは尋ね上手のポイントをやりました。相手の思いを引き出す6つの尋ね方皆さん覚えていますか。
①「目標設定」を聞く
②「将来予測」をしてもらう
③「周囲の評価」を聞く
④「プラス面」を確認する
⑤「バランス」を聞く
⑥「今の自分が好きか」どうかを聞く、でしたね。

（A担当）Bさんはこの1カ月何かやりましたか？
（B担当）今週は6つの尋ね方を意識して保健指導してみました。よく　自分が使う質問、意識しないと使えない質問がいろいろあるなあと感じました。また、6つの尋ね方で引き出された相手の思いを、次に相手にどのように返すのがいいのかなあと疑問もわいてきました。今日は、みなさんと返し方のコツについて学ぶことを楽しみにしています。ではさっそく始めていきましょう。 | |
| 2　自分の返し方の特徴に気づく
①思いを返すタイプか事柄を返すタイプか | 10:15

工夫2

コメント1 | （B担当）
今日集まっている皆さんは、栄養士、保健師、看護師さんと職種も様々。病院や役所、企業、学校など勤め先も様々、健康への関わり方も様々だと思います。
いろいろな立場で仕事をしてみえる方々ですが、ここからは皆さんと自分自身のことをいろいろ振り返ってもらいたいと思います。さて、皆さんに質問です。「自分がやっている仕事は将来性があると思いますか？」
給料はまあまあもらっているけど…、土日は休みだけど…なんかなあと思うところがあると思います。今の自分がやっている仕事は将来性がありそうかどうか、向かいの人と向き合って1分ずつ2人で話してください。（2分）

はい、ありがとうございます。前を向いてください。
もう一つお聞きしますね。

自分の人生の中で仕事は結構大きな部分を占めているのではないかと思いますが、自分の人生の視点で見た時、今の仕事は自分に合っているという思いと、もっと違う仕事に就けばよかった、たとえば、保育園の先生になりたかった、銀行員になりたかった、海外に行きたかったなど思いはありますか？今の仕事は自分の性格や価値観にあっていますか？
「自分の人生として見た時、今の仕事は自分に合っているでしょうか？」
今度は隣の人と話してみてください。
1分ずつで語ってください。（2分）

はい、皆さんこちらを向いてください。
今、皆さんに2つのことを話してもらいました。
コミュニケーションスキルにおいては、心が大事といわれます。
　　　※話しながら、心の図をホワイトボードに書く（B担当）

自分がやっている仕事は将来性があると思うか？今の仕事が自分に合っていると思うかなど、このような話をする時、「自分はこの仕事は大好きで合っていると思う」とか「将来性が絶対あると思う」など思いや、気持ちを前面に出して人とコミュニケーションをとる人と、「『私は〇〇県の役所で保健師をしています。所属は保健センターで…』と自分の職種や所属を話してから、思いにつなげる人がいたと思います。「仕事のやりがいなんて難しいですよね」など自分の思いや気持ちを出さないコミュニケーションの取り方もあります。

では、みなさんは今、「思い・気持ち」のこころの部分で話をしたか、「肩書、所属、社会的地位」といった事柄で話したか、どちらでしたでしょうか。
思いを返すタイプ、事柄を返すタイプに分けたらどちらが近かったか？先ほどの質問に対して、どちらで話をしたかグループで話をしてみましょう。（3分） | ペア

ペア

FS
ホワイトボード

GW |

		はい。皆さん前を向きましょう。今、グループで話している様子を見ると、皆さんは思いで返すタイプで話していますよね。	
		気持ちばかりだと、近所のおばさんや女子大生の会話になってしまい話が進まず結論が出ないこともあります。理屈ばかり話していると面白くありません。自分自身思いで返すタイプ、事柄で返すタイプを普段の生活の中で、使い分けはできているでしょうか。グループで話してみましょう。(3分)	GW
		はい。前を向きましょう。情報で話をしなくては日常業務が回らないことがあります。でも大きなことを変えたい、大事なことを決める時は気持ち、こころが必要な時がありますよね。どちらが良いということではなく、バランスが必要です。事柄で語らないと日常生活は回らないこともありますが、人の気持ちを変えようとするときは、思いも大切になります。両方のバランスが必要です。でも気持ちで話したほうが笑顔になります。	FS
②ポジティブタイプか、ネガティブタイプか	10:35	では次に、自分はポジティブタイプ、ネガティブタイプの言葉どちらで話すタイプかを考えてみましょう。 ここで、また質問です。 「『〇〇さん、最近、仕事はどうですか?』と言われたらあなたは、なんと返しますか?」向かいの人とお話しください。2人のうち、今日早く起きた人がまず質問してください。1分で交代します。はいどうぞ。	ペア
		役割を交代しましょう。	
		今やってみてどうでしたか? どんな意見がでましたか?	
		※全体で2人に話を聞く。〇〇さんどんな話が出ましたか。 　　　　　　　△△さんはどうでしたか。 ※ホワイトボードにポジティブ、ネガティブの例を書く	FS
		今出た意見をポジティブの言葉、ネガティブな言葉に分けるとこんな感じになります。自分はポジティブ、ネガティブのどちらの言葉が多かったですか?自分のアンテナはどちらに向いていますか。	ホワイトボード
	工夫3	ポジティブの言葉とネガティブの言葉があり、ポジティブの言葉が多いほど明るくなるといわれます。今出た、ネガティブな言葉をポジティブな言葉で言い換えると、こうなります。	
		※ホワイトボード:例としては… 　　　Aネガティブ　　　　Bポジティブ 　　　　難しい　　　　　　おもしろい 　　　　大変だ　　　　　　やりがいがある 　　　　忙しい　　　　　　充実している 　　　　疲れる　　　　　　楽しい 今までの自分の会話は、ネガティブタイプ、ポジティブタイプどちらで話す癖がありましたか。グループで話してみましょう。(3分)	GW
		はい。皆さん体をこちらに向けてください。 「なかなか難しいですよね。大変ですね」と、できないところに注目してしまう、ネガティブタイプ。「これができるとおもしろいよね。これはやりがいがありますね」と感じるポジティブタイプ。職場とプライベートでは、また答え型が違うかもしれませんね。私の経験でこわいのは、ネガティブタイプに慣れてしまうと、普段の会話や保健指導でも「大変ですね」「困ったことはないですか」とついついこの言葉使ってしまうということです。意識してこちらのポジティブの言葉を使うと、不思議と自分も元気になり、周りも笑顔になるような気がします。自分のバランスを知り、少しこちらを意識するといいと思います。	FS
③知識伝達指導型か、学習支援型か、突き放し型タイプか	11:05	(C担当) ではみなさん、もう一つゲームをしましょう。質問を相手から受けた場合、どのように答えるかというゲームを行います。	

		さて、あなたは、職場の後輩から、「資格試験を受けたいがどのように勉強すればいいでしょうか?」と質問を受けました。あなたは何と答えますか。	
		「〇〇さんはどうですか」　　　　　　※3人に答えてもらう。 　　　　　　　　　　　　　　　　　　※ホワイトボード→B担当 ・試験の勉強方法について教える。(知識伝達指導型) ・「〇〇さんはどのようにやりたいと思っているの?いい方法を一緒に考えましょう。」と言う。(学習支援型) ・「自分で考えなさい!」と注意する。(突き放し型)	ホワイトボード
		いろいろな意見が出ましたね。 知識伝達指導型タイプか、学習支援型タイプか、突き放し型タイプなどがありますね。自分はどのタイプでしょうか。 グループでお話しください。(3分)	GW
		はい、こちらを向きましょう。 今、いろいろゲーム式にいろいろな質問をしてきました。「相手の言葉に対してどのような視点で返していくか」を自分の普段のパターンや、バランスについては振り返ることが出来たと思います。 では実際に、相手の心が開く返し方、やる気を引き出す返し方、信頼関係を構築する返し方とはどのようなものでしょうか。	
休憩	11:15	休憩後、皆さんで考えていきましょう。	
3 返し上手のポイントを意識しながら実際に体験してみる ①事例紹介	11:25 コメント2 工夫4	(A担当)前半は、いろいろな自分の特徴や癖について知っていただきました。ここからは、事例をみながら、返し方について考えていきたいと思います。 　　(事例) 「2か月前の健診で太りすぎと高血圧を指摘されました。これからも健康な自分でいたいと思います。運動不足を感じていたので毎日1,000歩 歩き、塩分も控えて間食も一切やめたのですが体重も血圧も全く変わりません。当初一か月頑張ったのにだんだん気が抜けてきました。これから続けても効果があるのかどうか疑問に思い相談に来ました。59歳女性」(事例1: 健康学習のすすめ 1理論 p78の事例 石川善樹)	
②返し方体験		あなたならどのように返しますか? ・自分で考えてみましょう。 　3分くらいでメモしてください。(3分)	個人
		・ペアでやってみましょう	ペア
		じゃんけんして勝った人が相談者、負けた方が支援者です。 3分くらいで交代しましょう。合図します。(はい、交代です)	
③自分の保健指導のタイプの振り返り		感じたこと、思ったこと、自分の特徴などグループで5分くらい話しましょう。(5分)	GW
		はい、皆さん、こちらを向いてください。 どんな意見が出ましたか?やってみてどうでしたか?(投げかけのみ)	FS
④4つの返し方の解説	12:00	※解説(健康学習のすすめ p77~82、本書 P66-67)を参考に解説する。(ポイント:①オウム返し、②内容の整理③思いの整理、④相手の思いを返すがあります。) 今日は自分の特徴を知り相手にどう返すかのポイントについて話しました。プライベートの時と、保健指導の時と違う方も多かったように思います。 何が良い悪いということではないですが、相手や状況に応じて、様々な返し方ができるといいですね。意識しないといつの間にか保健指導も自分の癖ですすめてしまうことになります。 自分の保健指導の特徴をまず確認し、普段の仕事の面接や、プライベートの中で4つの返し方のポイントを少し意識しても使っていただけると嬉しいです。	

4 振り返り 　まとめ 　　今後の課題	12:10	今日の勉強会で感じたこと思ったことをグループで話しましょう。疑問などもあれば出してください。(5分) はい、皆さん、こちらを向いてください。どんな意見が出ましたか。 疑問を中心に聞きたいと思います。(10分) (参加者の意見を聞く。) こちらのグループではどんな意見が出ましたか? (その場で説明をしたほうがよい内容は会場にも意見を求めながら解説する。) 返し方のポイントは以上です。 　今後の参考にさせていただきますので、アンケートの協力お願いいたします。	GW FS アンケート用紙配布
次回のお知らせ		今日は相手の心がほぐれる返し方のコツがわかることがテーマでしたが、皆さんのこころはほぐれたでしょうか。4回のセミナーは終わりますがヘルシーBox では、○月から新しいセミナーを企画しています。さらに、皆さんで学びを深めましょう。	

【このシナリオを作成した振り返り】

工夫した点
エ　夫1:　アイスブレイクは自分の特徴(癖)について気づく目的として、ジャンケンを取り入れて本題につなげる工夫をしました。
エ　夫2:　3つの場面を想定し、自分の特徴を確認する質問を考えました。
エ　夫3:　グループで話し合った意見を、ホワイトボードに書いて可視化し、参加者の共通認識が深まる工夫をしました。
エ　夫4:　事例にて保健指導のロールプレイをしました。自分の保健指導の特徴を客観的に考えることができるようにグループワークを取り入れました。
課題、難しかったこと、もっと発展的なシナリオにするために
コメント1:　参加者への問いかけが、意識しないと「・・・ください」と命令口調になってしまうため、「…しましょう」と、話し方の工夫をしていきたいです。
コメント2:　前半の自分の特徴を知ることと、後半の保健指導の特徴を知ることの関連性を、もう少し工夫できるとよかったです。今回は自分の日常の特徴を知ることに重点を置いたため、保健指導での自分の特徴について確認する時間が短くなってしまいました。 　次回のセミナーでは、「保健指導の返し方」に重点を置いた内容(ロールプレイの時間を長くし保健指導の実践を中心とするなど)でシナリオを考えてみたいです。そのためには、目的や目標を見直す必要もあると感じました。

【参考文献】
・石川善樹:　健康学習のすすめ① 理論. p.77~82, 日本ヘルスサイエンスセンター, 2006.

さいごに

　ヘルシーBoxで健康教育の学びを重ねる中で、参加者から「今日の教室、楽しかった」「たくさん話ができて元気になったよ」という声をもらうようになり、少しずつ健康教育の手ごたえを感じられるようになってきました。そこで、2019年10月、これまでの積み重ねを形に表そうと「ヘルシーBox 本プロジェクト」をスタートさせることにしました。しかし、わかったつもりになっていることも多く、文章にすることの難しさなどに、七転八倒する約2年の取り組みでした。

　執筆する中で、私たちが健康教育で大事にしたいと思っていることが、改めて整理できました。

　一つ目は、健康教育をする時に、つい医療従事者として「何か教えなくては」という気持ちが働いてしまいますが、そこにとどまらず、参加者の方々から学ばせていただくことを大事にしていきたいと考えています。そのためには、企画をし、シナリオを書く中で、参加者の意見や思いを話してもらえる質問力を磨き、教室で参加者が自分の意見を自由に出し、自分の生き方や健康に対する考えを深める、場づくりやファシリテーション力を身につけていくことが必要だということです。

　二つ目は、人は、一人ひとり生活様式が違い考え方もさまざまだが、常に精一杯生きているということを信じて支援していきたいと思っています。保健医療従事者として、対象者が健康に良い習慣を身につけることのみが最終目的ではなく、多様性を受け入れ一人ひとりに寄り添い、その人らしい生活ができるように一緒に考えていくことが大切と考えています。そのために、参加者が自分自身をどのように捉え、感じているかをそのまま受け止め、保健医療従事者からみた改善点だけを指摘するのではなく、好ましい面や対象者の生き方や思いを、言語化する力を身につける必要があるということです。この本から、この2つのことを感じていただけたなら、私たちの取り組みは、まずは成功といえるかもしれません。

　みなさまは、どのような気持ちでこれを手にとっていただいたのでしょうか？ この本では、健康教育を実践するために、多くの内容が盛り込まれています。限られた時間の中で、この本に書かれているすべてを取り入れ、進めていくことは大変です。まずはできることから、例えば、アイスブレイク、グループワークの進め方など現場で使えること、企画をしてみる、シナリオ事例集を活用する、健康教室終了後に発展会をしてみるなど、試していただけたらと考えます。さらに、仲間と一緒に取り組むことで、新たな発見や発想が生まれてきます。みなさまなりの取り入れ方で、この本を活用し、あなたの健康教育に磨きをかけてください。この本は完成品ではなく、発展途上のものです。この本がきっかけになり、これからも「参加者と共に学ぶ健康教育」を皆様とともに深めていくことが出来たら幸いです。

　この本は、多くの方の支えで実現いたしました。最後になりましたが、これまで私たちを指導してくださり推薦文をいただいた、日本ヘルスサイエンスセンター　石川雄一先生、人間科学研究所/ひろしま自然学校　志賀誠治先生、ともに学びを深めてきた歴代のヘルシーBox in愛知の企画メンバー、講座に参加してくださった方々、そしていつも私たちがヘルシーBox in愛知で学ぶ事を支えてくれた家族に、心より感謝申し上げます。

愛知健康学習勉強会　ヘルシーBox in 愛知一同　　2021年夏

ヘルシーBox in 愛知	保健師・栄養士を中心とした健康学習自主勉強会のグループ。 本書のワークシートはこちらのホームページからダウンロードが可能です。 https://healthybox2006.jimdofree.com/ 検索キーワード:ヘルシーBox、愛知

著者紹介

岡田 賀子	石川雄一先生の健康学習に出逢って30年。住民主体のグループワーク中心の健康学習を学び、実践中。これからも学び、伝え続けます。安城市子ども発達支援センター保健師。
佐藤 知子	ヘルシーBox で学び、相談時、講座・会議の開催時の構築方法や設問を見直し、対象者の変化を感じている。愛知県津島市管理栄養士として30年勤務。保育園・市民病院・保健センターにて業務。
清水 美代子	産業保健師として20年勤務後、看護専門学校の専任教員を経て、現在は日本赤十字豊田看護大学で公衆衛生看護学を教えている。健康教育の理論と実践の楽しさを伝えるため、日々奮闘している。
土本 千景	人との出逢いとつながりを大切にしていきたい。市町村保健師を経て、現在は、司法分野で働きながら健康学習を学び続けている。
藤島 詩野	かつては人前で話すのが苦手な管理栄養士。しかし、ヘルシーBox で学ぶにつれ、得意分野となった。在宅訪問管理栄養士を経験し、現在は(医)大幸砂田橋クリニック管理栄養士
前田 洋子	健康学習を知って30年が経過しましたが、まだまだ道半ばで前進あるのみ。町保健師を経て、現在は看護関係の大学・専門学校・高校の専攻科などで非常勤講師をしている。
水越 真代	市町村保健師15年勤務後、現在は、中小企業への健康経営推進コンサルティング、企業向け・保健支援者向けセミナーなどを行っている。看護学修士 健康企業推進サポート シャイニングライフ(個人事業主)
宮井 好美	赤ちゃんから高齢者まで、すべての人の健幸のためにおいしく・楽しく・元気よく、をモットーに35年余りフリーランスの栄養士として、ヘルシーBox の学びを活用している。
湯浅 記久子	病院、介護保険事業所勤務後、健診会社などで健康相談、特定保健指導に従事。現在は産業保健分野で健康学習の学びを実践しながら研鑽を積んでいる。

※著者名はあいうえお順です

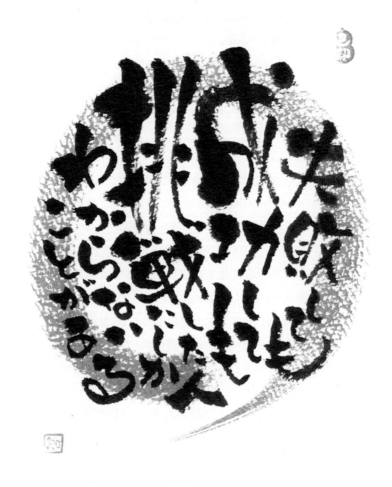

健康教室にひっぱりだこの保健師・栄養士がごっそり語る

健康教室づくりの極意

2021年　9月1日 初 版発行
2022年　9月1日 第2版発行

編 著 者　水越真代、清水美代子

著　　　者　岡田賀子、佐藤知子、土本千景、藤島詩野
　　　　　　前田洋子、宮井好美、湯浅記久子

発 行 所 株式会社 三恵社
　　　　　　〒462-0056　愛知県名古屋市北区中丸町 2-24-1
　　　　　　TEL.052-915-5211　FAX.052-915-5019